京都ＡＬＳ嘱託殺人と人工呼吸器トリアージから

見捨てられる〈いのち〉を考える

安藤泰至・島薗進 編著
川口有美子・大谷いづみ・児玉真美 著

装丁　アジール（佐藤直樹＋菊地昌隆）
編集協力　今井章博

〈ゲノム問題検討会議〉と緊急セミナーの目的

島薗 進

今回の緊急セミナーは、「ゲノム問題検討会議」が主催しました。二〇一〇年代の後半にゲノム編集という新しい生命科学の技術が急速に向上し、その研究と実用化が広がってきました。植物や動物に用いられるとともに人間に対しても用いられています。また、生殖補助医療や再生医療、合成生物学といった方面でも、さらに、死をいかに迎えるかという方面でも、日に日に新たな技術が開発され、ガイドラインや法制度も変化して、それが人々の生活に大きな影響を及ぼしています。

いのちを人間の思い通りにつくりたい、操作したいという方向で科学技術が動いていくようにも見えます。こういうことを適切な実態把握を踏まえて、人類社会のあり方に関わる問題、また生命界全体の問題として考えていく必要があります。そのために、二〇一七年頃からそうした問題に取り組む科学者や学者、芸術家の方などを招いて、ふつうの市民にも理解できるような形で知識を広げ、議論を重ねてきています。私が代表で神野玲子・芳紀夫妻が世話役です。

このたび新型コロナウイルス感染症のパンデミックが起こり、医療、生命科学と私たちの生活が深く関わっていることがあらためて痛切に自覚されるようになりました。そういう中でいのちの選別ということが意識されるようにもなりました。医療崩壊の状況ではいのちを見捨てることもやむをえない状況が生じてしまいます。現代医療の倫理的な土台の危うさが露呈してきたとも言えましょう。

そのようなおりに京都のＡＬＳ（筋萎縮性側索硬化症）の患者さん（五〇歳代）の嘱託殺人が二〇二〇年七月に報道されました。事件は二〇一九年一一月に起こったものです。ＡＬＳで動けなくなり苦難が重くのしかかり、生きていくのが耐えられないとして、死にたいという意思表示をした女性に、ＳＮＳで知り合った仙台と東京に住む二人の医師（四〇歳代）が京都の自宅を訪問し、薬物を注入して中毒死に至らしめたというものです。女性は死亡の約一週間前、計一三〇万円を医師のひとりの口座に振り込んでいたことも報道されました。その後、二人の医師の余罪（実父殺害）も明らかになりました。これは安楽死とは言えない、嘱託殺人事件ですが、安楽死を求めた女性の気持ちを察しようとするような意見も発せられるようになりました。

この緊急セミナーでは、いのちの選別が生じかねない新型コロナウイルス感染症の経験と、死にたいという人を医師が「助けた」ＡＬＳ患者嘱託殺人事件の二つを結び付けながら、安楽死とか、医療資源の分配とか、医療が人の命を縮める、死を早く至らしめることがどういう風に正当化できるのか、できないのか、なぜそうなのかということをともに考えようとして行われたものです。

新聞や雑誌などでは、いくつかそのような特集がなされていますが、緊急Ｚｏｏｍセミナーでこの問題に深い関心を持つ方々が集まって話し合い、これによって問題の理解を深めていきたいと考えました。安藤泰至さんと島薗が企画し、川口有美子さん、大谷いづみさん、児玉真美さんのお三方にご相談し、快くご同意をいただいて二〇二〇年八月から三回のＺｏｏｍセミナーが開催されました。

幸いに活発な話し合いがなされ、その結果を多くの方々に読んでいただきたいということから、書物にまとめようという話になりました。緊急Ｚｏｏｍセミナーにご参加いただいた皆さま、ご意見を寄せて下さった皆さまにあらためて厚くお礼を申し上げます。

見捨てられる〈いのち〉を考える　目次

まえがき

安藤泰至

「見捨てられる〈いのち〉」とはなんだろうか？　「〈いのち〉が見捨てられる」ということはそもそもどういうことだろうか？

国語辞典で「見捨てる」という語を引くと、およそ次の二つの語義が出てくる。

（1）見ていながら、そのままにしておく。
（2）世話をしたり、関係を保ったりするのをやめる。見限る。

（『大辞泉』デジタル版）

「〈いのち〉が見捨てられる」という言葉で多くの人が想像するのは、次のようなことだろう。目の前に助けを必要としている人がいる。助けようと思えば、その人を助けることができる。そういう状況で、その人に助けの手を差し伸べないことによって、その人のいのち（生命）が絶たれてしまう、そうした事態だ。もちろん、その人を「見捨てる（助けない）」のは特定の個人や集団という場合もあるだろうが、自治体や政府ということもあるだろうし、究極的にはそういうことを許してしまうような社会のあり方が問われるということになってくるだろう。

逆に、「見捨てられる（助けを得られない）ことによって、死に追いやられてしまう」存在としては、やはり特定の個人ないし社会的差別を受けるマイノリティの集団がまっさきに思い浮かべられるだろう。たとえば、今年（二〇二一年三月）、名古屋の出入国在留管理局内の施設で体調不良を訴え続けながらも、病院で診察を受けることすらできずに亡くなったスリランカ女性、ウィシュマ・サンダマリさんはその典型だ。もちろんここにははっきりと「見捨てた人々」、ウィシュマさんが苦しむのを見ていながら、彼女を救おうとしなかった入管職員たちがいるわけだが、それは何もそうした人々の道徳心の欠如だけに帰せられるものではないだろう。そこには日本における入管施設の運営および入管制度そのものの欠陥、その背後にある国家的・歴史的・文化的問題が横たわっていることは言うまでもない。[*1]

しかし、そうして「見捨てられる〈いのち〉」があるということ自体、このような事件が公になることで初めて一般の人たちに「見える」ものとなる。それでもなお、ほとんどの人々は、それが不法在留外国人という社会の周辺にいる特別な人々に対する非人間的で許せない処遇であって、自分たちには関係ない、自分たちの〈いのち〉がそのように見捨てられることはない、と思い込んでいる。いや、むしろそう思い込むことで自分たちの不安から目をそらし、否認しているという方が正確かもしれない。

すでに一年半以上に及び未だ収束の目途も立たない新型コロナウイルス禍のなかで明らかになってきたのは、私たちだれもがいつその「〈いのち〉を見捨てられてしまう」ことになるかわからない、という事態が到来しているということだ。デルタ株による第五波と呼ばれる感染の再拡大による緊急事態宣言のさなかに東京オリンピック・パラリンピックが強行され、病床の逼迫によって入院不可能となり「自宅療養」という名でほとんど放置されているCOVID-19（新型コロナウイルス感染症）の軽症・中等症患者が全国で一〇万人を超えているという現在、これはまさにリアルに体感されてしかるべき事柄なのだ。とは言え、こうしたな

＊1　平野雄吾『ルポ 入管――絶望の外国人収容施設』（ちくま新書、二〇二〇年）

かで「見捨てられるかもしれない〈いのち〉」、すなわち死ななくてもよい人たちが死に追いやられているという事態がどこまで広がっているのか、ということの全体像は、ある意味では非常に「見えにくい」のかもしれない。そもそも新型コロナウイルスの感染爆発による「医療崩壊」と呼ばれる事態とはどのようなものか。多くの人がイメージするのは、すぐに治療を受けなければ命の危険があるような症状を呈しているCOVID-19患者が救急車で病院にどっと押し寄せるが、病院には対応する力がなく、そこで本書で問題となっている緊急の「トリアージ」（優先順位に基づく患者の選別）が必要になるような、そうした状況ではないだろうか。しかし、感染爆発による医療崩壊というのは、もっと静かに、多くの人の目に見えない形でやってくる。

すでに昨年（二〇二〇年）夏、第二波によって大阪ではそうした「医療崩壊」が起きていたことが明らかになっているが、そこでは中等症専門の病院において症状が悪化した高齢者は、人工呼吸器による治療を行う重症者専門の病院には移さないという暗黙のルールができていたことが示唆されている（西浦博氏のインタビューより）[*2]。また、COVID-19患者を受け入れている病院では、それ以外の患者に対する通常の医療が提供できにくい状況にあることで、本来であれば救えるはずの命が救えなくなっている。医療崩壊によって「見捨てられざるを得ない〈いのち〉」は何もCOVID-19患者だけの話ではないのだ。東京で感染者が一日に五〇〇〇人を超えたころ、救急車がすべて出払っていて、救急車を呼んでもまったく来ないというような日もあったようだ。また、COVID-19患者への対応のために病床や医療スタッフを割かれる病院では、それ以外の病気で入院している患者も、まだ入院が必要な状態であるにもかかわらず退院させられてしまうというような状況も頻発している。このように、必死で対応に当たる医療従事者たちはもちろん、あえて「見捨てている人」など誰もいない状況のなかで、多くの〈いのち〉が見捨てられているのである。

コロナウイルス禍において「誰の」いのちが見捨てられるのか、ということについては、もう少し考えておくべき問題がある。昨年夏から今年のはじめにかけて、政府によって強行されたＧｏ Ｔｏトラベルキャンペーン政策についてよく話題に上がったのが、「『命』か、『経済』か」という言葉であった。「そんなもの、命に決まっているだろう」「経済を動かすのは生きている人間なのだから、命あっての経済だろう」「両者が比較対象になるということ

＊2　「五輪開催中の東京で「命の選別」をせざるを得ない事態も　西浦博さんが分析する医療崩壊のリスク」、『BuzzFeed Japan』二〇二一年六月二七日　https://www.buzzfeed.com/jp/naokoiwanaga/covid-19-nishiura-20210625-1?fbclid=IwAR0GE7CtXXkhYXbtUbw9MEm0ZW27h_62fgX_B2W1DJpJn86QhzVfC-FyKfE

と自体がおかしい」というのはなるほどその通りである。ただ、「命か、経済か」という言葉で実際には何が意味されているのか、ということをもう少し考えてみる必要がある。経済が回らなければ、倒産や失業が相次ぎ、自殺者も増えるだろうし、一気に貧困に陥ることで文字通り失われる「命」も出てくるだろう。この当時、COVID-19による肺炎が重症化して亡くなる患者というのは、現在のデルタ株とは異なって、ほとんどが高齢者であった。つまり、「命か、経済か」と言うときの「経済」というのは実は「(経済を回す人々の)命」なのであって、先の言葉は「ある種の命と別種の命のどちらを優先するか」ということ、具体的にいえば「もはや働くことで経済を回す主体にはならない高齢者の命」と「働くことで経済を回す主体になる比較的若い人々の命」のどちらを優先するか、と言い換えることができる。ここにはすでに本書で繰り返し問題になる「いのちの価値をめぐる序列化」「いのちの選別」という事態が潜んでいるのだ。

さらに、このような「助けられるべき命」と「助けられなくてもかまわない命」、「より価値のあるいのち」と「あまり価値のないいのち」との区分・選別という事態は、一般に「いのちの選別」とか「優生思想」といった言葉で語られるものよりもはるかに深いところで進行している、ということに注意する必要がある。つい最近(二〇二一年八月)、YouTuberとして若者に絶大な人気のあるメンタリストＤａｉＧｏ氏が「ホームレスの命なんて、自分にとってはどうでもいいものなんで」と発言して、大きな社会問題になったことは読者のみなさんもよくご存じだろう。もちろんＤａｉＧｏ氏の発言は到底許せないものだし、こうした発言が社会に一定の影響力をもった人物から公に発せられるという事態は深刻である。しかし、筆者がもっとも気にかかったのは、ネットの書き込みなどでＤａｉＧｏ氏の発言を批判、非難した人たちのなかに、「働きたくても病気や怪我で働けなくなる人もいる」とか「有能でがんばっていても、不可抗力で困窮し、ホームレスになる人もいる」といった理由を述べて彼を批判するケースが多く見られたことであった。もちろんこうした発言をした人たちのほとんどは、自分の発言が「いのちの価値に序列をつけている」とか「助けられるべき命とそうでない命を選別している」などとは夢にも思っていないだろうが、すでにそこには「働く意欲のある人／ない人」「能力のある人／ない人」「がんばっている人／いない人」によっていのちの価値が異なるという前提が刷り込まれているのであり、憲法で保障された「生存権」というものに対する根本的な誤解が見受けられるのである。

さて、ここまで筆者が「命」という漢字と「いのち」というひらがなを微妙に使い分けながら書き進めてきたことに気づいた読者もいるかもしれない。実はこのことは（ひらがなの「いのち」（がタイトルについている）本書にとっても大きな問題の一つなのである。筆者自身はさまざまなところで以下の区別について言及している。[*3] すなわち、英語の Life に当たる日本語は大きく分けて四つあり（生命・生活・人生・いのち）、厳密な区別はないものの、日常語において使い分けられていることが多いという事実がある。たとえば「生命力」と呼ばれる「生活力」という言葉で人が思い浮かべるものは違っているだろうし、「生命科学」と呼ばれるような学問（分子生物学や免疫学、生化学など）と「生活科学」と呼ばれるような学問（食物学や被服学、住居学、デザイン学など）とは異なっている。「人生」という言葉を使うと、「生活」という言葉にはなじみにくい生の「意味」や「価値」という次元が入ってくる。「生命の危機」と「生活の危機」と「人生の危機」という三つの言葉を並べてみると、人はそれぞれ違ったタイプの危機的状況を思い浮かべるのではないだろうか（特定の個人にその三つが同時にやってくることはあるにしても）。また、漢字で書かれた「命」という言葉は「生命」と同義に使われることが多いが、「いのち」とひらがなで書かれた場合には、それを超えた意味合いで使われることも多く、たとえば「死によって終わる〈生命〉」と「死後もつながっていく〈いのち〉」というように、両者が意図的に対比される場合もある。さらに、「いのち」という言葉は非生物的な存在や人間を超えた存在に対しても用いられる（器のいのち、芸のいのち、神や仏のいのち）。

本書において、それぞれの著者が「いのち」あるいは「命」という言葉をどのような意味で使っているか、あるいは使い分けているかはさまざまであるが、読者は、そこで言われている「命」「いのち」が上記の言葉のうちのどのような含みをもっているのかを想像しながら読んでいただければ、本書の読みがいっそう深まるのではないかとも思う。

上記のことをふまえれば、本書のタイトルにある「見捨てられる〈いのち〉」という言葉が単に「見捨てられることで、命を失う人々」だけを指しているのではないことはおわかりいただけるであろう。そこには、その「生活」や「人生」が社会からは見えにくかったり、他者から顧みられることのない人々の生の「価値」や「尊厳」が失われるといった事態や、私たちの「いのち」を見るまなざしそのものが損なわれることで、そのような事態そのものがより見えにくくなってしまうということも含まれているのである。

このことについて筆者が思い出すのは、二〇一八年七月六日および二六日にオウム真理教事件の麻原彰晃をはじめとする一三人の死刑囚の死刑執行が行われたときの様子が、テレビ

＊3　たとえば、安藤泰至編『「いのちの思想」を掘り起こす――生命倫理の再生に向けて』（岩波書店、二〇一一年）の「いのちへの問い　いのちからの問い――序にかえて」

のワイドショーでまるで「公開処刑」のように報じられたということであった。死刑に賛成か反対かとか、オウム真理教事件についてどの程度知っているか、などということにかかわりなく、少なくともそこで「人が死んでいく（殺されていく）」という出来事が起こっていることについて、これほどまでに鈍感で破廉恥な社会になってしまったのか、と筆者は大きなショックを受けたのである。ここにもやはり、「価値のあるいのち」と「価値のないいのち」という選別が忍び込んでいることは、もはや言うまでもないだろう。そして、このように私たちが「いのち」を見るときのまなざしそのものが損なわれているという事態は、先に述べた「生命の危機」「生活の危機」「人生の危機」という三つの言葉との対比でいえば、まさしく「いのちの危機」と呼べるのではなかろうか。

これに関連して、もう一つ注意しておかなければいけないことがある。「〈いのち〉が見捨てられる」ということについて、ここまで主として述べてきたのは、そのことによって命が絶たれてしまう、死ななくてもよい人が死に追いやられてしまうという事態であった。これは最初に挙げた「見捨てる」の二つの語義のうち、どちらかというと一つ目の語義、すなわち「見ていながら、そのままにしておく（＝助けない）」ことに関わるものだ。もちろん、ほとんどの人にはそこで助けを必要とする人がいることすら「見えない」ということの方が多いわけだが、その場合でも「社会が見捨てている」ということは言えるだろう。
その一方で、もう一つの語義、すなわち「世話をしたり、関係を保ったりするのをやめる」という意味で「見捨てる」ということについても、私たちは深く考える必要があるように思う。これはいわば「(それまで保たれていた)ケア的な関係を絶ってしまう[*4]」ということだ。このことが「命(生命)」とは区別された意味での「いのち」について起こる、とはどういうことなのだろうか。

*4　本書では論じることができなかったが、医療者、特に看護師のなかには、自らの業務のなかでこうした「いのち」に対するケア的関係を絶たざるを得なくなることについて、深刻な葛藤や「引き裂かれ」を体験する人も少なくない。以下の二つの事例を参照されたい。一つは、脳死臓器移植のドナーの看取りに関わったことで、脳死患者の死を看取ることと移植手術に向けてその患者の身体を管理することとの間に両立しがたい溝を感じてしまった看護師の体験。もう一つは、福島原発事故の直後に避難のための救出を待っていた夜の間に亡くなった患者を翌朝真っ先に救出のためのヘリに乗せてくれるよう頼んだ看護師の事例である。前者は、安藤泰至「生命操作システムのなかの〈いのち〉」(香川知晶他『〈いのち〉はいかに語りうるか?』(日本学術協力財団、二〇一八年、所収)、およびMOTOKOさん(仮名)の講演録「看護と尊厳」(https://blog.goo.ne.jp/abdnet/e/28c19529ecbd990bb6c202b7555a391b)。後者は共著『激動する世界と宗教　宗教と生命』(KADOKAWA、二〇一八年)に収録されているパネルディスカッションのなかの安藤の発言を見ていただきたい。なお、後者の看護師の生の言葉は、二〇一二年三月三日放送のNHKスペシャル「原発事故　一〇〇時間の記録」で放映されている。

先に挙げたオウム真理教事件をめぐる一三人の死刑執行についての例はこのことのヒントになる。すなわち、本来であれば「人がそこで死ぬ」「命が奪われる」ということの重大さに思いを致すべきところで、そうした「いのち」へのまなざしや関わりが薄れ、彼らの死刑執行がワイドショーの「イベント」として消費されてしまう、という事態。このような事態は、本書でさまざまな角度から取り上げている、京都ALS女性嘱託殺人事件や、新型コロナウイルス禍におけるトリアージの問題をめぐるさまざまな言説においても通底しているように思われるのである。「死にたい」人を死なせてあげることがなぜいけないのか、と言う人たち。自分がそんな状態になったら、絶対に安楽死したい、と簡単に言ってしまう人たち。また、トリアージについて「トリアージに反対するなどということ自体がわからない。全員を救うことができないのなら、トリアージを行わないという選択肢はない。その基準をしっかり議論して決めるべき」と一見もっともらしいことを言う人々にも、同じものを感じる。すなわち、「人がそこで死ぬ」「命が奪われる」ということをある意味で過小評価し、「いのち」をめぐるケア的な関係を絶つということに怖れを感じなかったり、そのことを正当化したりするようなメンタリティがかなり広く見られるということ、ここにも「いのちの危機」と呼べるような事態を見て取ることができる。

こうした「いのち」とのケア的な関係の途絶という事態は、助けの手を差し伸べるべき、あるいは少なくともその訴えに耳を傾けるべき他者の「いのち」との関係においてだけでなく、自分自身の「いのち」との関係においても生じているということは注意しておく必要がある。このことについての説明はここでは省略するが、ALS嘱託殺人や安楽死について本書の著者たちが語っていることをお読みいただいた後で、是非そのことに思いを馳せていただきたいと思う。

本書の著者たちのこれまでの仕事やその背景となる経験は実に多様である。しかし、五人に共通しているものは、本書の元になったZoomセミナーに「緊急」という名がつけられていたように、今まさに私たちが「いのちの危機」にさらされているという切迫した実感だと言えるだろう。そして、研究者としてであれ、当事者としてであれ、その両方であれ、いわゆる「生命倫理学」というものに対して批判的な姿勢をもって「いのち」の問題を考えてきたという点でも、本書の著者には共通するところがある。それは言葉を換えれば、「いのち」について割り切って考えるということが苦手だ、ということなのかもしれない。

本書の著者のそれぞれは、これまで同じ本で執筆したり、同じシンポジウムなどに登壇したりすることが多くあったが（巻末の関連書籍ガイドを参照）、Zoomを介して五人が一堂に会したのは、本書の企画がはじまってからのことであった。筆者はよく、「いのち」について同じ問いをもっているもの同士は、「いのち」がその出会いを準備してくれる、「いのち」がその人たちをつないでくれる、ということを口にするが、この五人が本書で出会うことになったのも、五人がまさにそうした「いのちへの問い」「いのちからの問い」を共有していたからだと思っている。

本書と出会い、その問いを多くの人がさらに分かち持ち、そこからまた多くの出会いが生まれていくことを心から願う。

第1部　京都ＡＬＳ嘱託殺人と人工呼吸器トリアージ

はじめに

島薗 進

緊急セミナーの第一回は川口有美子さんをお招きして、安藤泰至さんとともにお話をしていきたいと思います。

安藤さんは鳥取大学医学部にお勤めで、生命倫理学会でも長く活躍されている宗教学者です。この問題について私にとって頼もしい発言をしている方です。『安楽死・尊厳死を語る前に知っておきたいこと』（岩波ブックレット、二〇一九年）という本を出され、安楽死については人文学の立場から多くの研究実績をあげておられます。また、日本における生命倫理の思想史についても、独自の立場からの研究を重ねてきておられます。

川口有美子さんは、ＡＬＳの患者さんの支援を行うと同時に立命館大学大学院で研究を重ねて学位も取られ『逝かない身体』（医学書院、二〇〇九年）という本などを出しておられます。

私自身は東京大学で死生学というプロジェクトが二〇〇二年に始まりましたがその拠点リーダーを九年ほど務め、その中で安楽死とか医療資源の配分に直接かかわってきました。それに続いて立命館大学では「生存学」というプロジェクトも始まっています。そこで、死生学と生存学の交流も行われ、私は初めてＡＬＳの患者さんに接してお話をうかがうという機会を得ました。

人文社会科学のほうから医療と倫理あるいは死生の問題についての関心でアプローチする。そこに医療現場の方や患者あるいは障害者の方たちとのやりとりを通して考えを深めていく。そういうことを積み重ねてきて、今日は三人が集ったということです。ＡＬＳ患者嘱託殺人事件についてどのように考えていけば良いのか、これについては、安藤さんと川口さんのお考えをまずはうかがいたいところです。

最初に、安藤さんにこの事件が明るみに出て以後の安藤さんの行動と考察をうかがい、ついで川口さんにその背景となるＡＬＳ患者の方々のこれまでの状況や、ここ数年の日本での死ぬ権利をめぐる議論などについてお話しいただきたいと思います。その後で、私は新型コロナウイルス感染症の流行の下で、いのちの選別にあたることが恐れられるような事態が生じた経緯について述べていきたいと思います。

「安楽死」「尊厳死」の危うさ

安藤 泰至

みなさん、こんにちは。まだ記憶にも新しいところですが、先月（二〇二〇年七月）二三日、京都ＡＬＳ女性嘱託殺人についてのニュースが入ってきました。たまたま私はその一〇日ほど前に、ＡＬＳ患者のサポートをめぐる番組制作を企画していたＮＨＫ大阪から、ＡＬＳ患者が人工呼吸器をつけるかつけないかの選択について、電話で取材を受けていました。そういうこともあって、当日朝にＮＨＫ大阪の記者から電話があり、この事件について意見を収録させてほしいということで、Ｚｏｏｍでのインタビューに応じました。その一部がテレビの夜九時のニュースで使われました。

そこで私が言ったことは次の二つです。一つは、この事件は安楽死とは直接に結びつかないということです。医師たちはＳＮＳを通してこの女性とつながったとのことですが、両者の間には医師と患者という関係が成り立っておらず、医師は彼女を治療どころか診察すらしていません。その後、私が「毎日新聞」のインタビュー記事で、「嘱託殺人の容疑者がたまたま医師であっただけ」だと述べたのもそういう意味です。そしてもう一つは、「死にたい」と思い詰めている患者が生きるのをどうやって支えるかということを、まず考えなければいけない、安楽死法制化を議論するのは今は時機尚早であるということでした。

ここに至るまでの背景、社会の空気

この事件が起きた時、私は「ついにこういうことが起きてしまったか……」と思ったのと同時に、「これはやばいぞ。このまま安楽死合法化になだれ込んでいくのではないか……」と危惧しました。事件後、一部の政治家からはすぐに「安楽死合法化について議論を」という声がツイッターに流れたりもしたのですが、その後の展開を見ると、マスメディアは安楽死合法化を煽るようなことはほとんどなく、ALS患者たちの声を丹念に拾いながら、全体としては非常に慎重な対応だったと思います。しかしながら、ここに至るまでの社会の雰囲気を見ていると、まだ安心できないという危機感を私はもっています。

ここ一五年ほど、「超高齢化社会」「多死社会」といった言葉を合言葉にして、人々が「よい死に方」を求めていくという動きが盛んになってきました。すべてが悪いものだとは思いませんが、そのなかには危険な動きが混ざっています。特にステレオタイプなものの見方、たとえば「延命治療」は良くないことで、医療は過剰に提供されており、過剰な医療を断って自然で平穏な死を求めることが良いことだ、というような一つの方向に誘導されているところがあって、そこは非常に危ないと感じてきました。

日本では、この動きは従来、「尊厳死法制化」を目指す形をとっていました。「尊厳死」という言葉は、日本では「延命治療の手控えや中止」を指すことが多いのですが、むしろ現在では、そういう法律の形ではなく、ACP（アドバンス・ケア・プランニング）のような終末期の意思決定についての手続きを進めていく形で、医療者側と患者や家族のお互いの話し合いのもとで延命治療を手控えたり、やめたりすることが、医療現場のなかでかなり行われるようになってきています（厚労省がACPの愛称を募集した結果、「人生会議」という語が選ばれ、すでに広く使われています）。二〇一九年、東京の公立福生病院で四〇代の患者が人工透析をやめて亡くなったことが報道されました。人工透析は通常「延命治療」の一つに挙げられるもので、従来から高齢で認知症も進んでいて透析治療に通えなくなった場合や、病気の進行のために透析をしても長く生きられない終末期患者の場合には、透析を手控えたり、中止したりすることは行われてきました。しかし、この患者は透析を継続すれば数年は生きられたような人で、「終末期」と言うのは無理があります。延命治療の手控えや中止といった選択肢が、このような「終末期」とは言えないような人にまで及んできていることを、この事件は示しています。

それに対して、いわゆる「安楽死」については、これまで日本ではあまり議論されてきませんでした。ここで言う「安楽死」というのは、医師が致死薬を注射して患者を死なせる「積極的安楽死」と、医師が致死薬を処方し、患者がそれを飲んで自殺する、あるいは医師が致死薬注入の点滴装置を用意し、最終的にその装置のストッパーを患者が外して自殺する「医師幇助自殺（PAS）」の両方を指します。日本ではそのようなことは認められていませんが、その両方あるいは片方を合法化する国や州というのが、このところ増えてきています。

そういう従来の流れが変わるきっかけになったのが、二〇一六年の暮れに、有名な脚本家の橋田壽賀子さんが『文藝春秋』に書かれた「私は安楽死で逝きたい」というエッセイでした。当時九二歳の橋田さんは、自分が認知症になって、自分が誰かもわからないような状態になったら、スイスに渡って安楽死したい、と述べたのです。この発言が大きな反響を呼び、日本でも安楽死についての関心が高まってきました。それに輪をかけたのが、昨年（二〇一九年）六月に放送されたNHKスペシャル「彼女は安楽死を選んだ」という番組でした。この番組では、多系統萎縮症という進行性難病を患う小島ミナさんという女性がスイスに渡って幇助自殺を遂げるまでの様子が、実際に最後、小島さんが致死薬注入装置のストッパーを外して亡くなっていくシーンまでがリアルに放映されました。この番組には大きな反響があり、熱烈に共感、支持する人々もいましたが、同時に強い批判も巻き起こしました。たとえばJCIL（日本自立生活センター）という障害者団体は、この番組が「障害や難病を抱えて生きる人たちの生の尊厳を否定し」「今実際に『死にたい』と『生きたい』という気持ちの間で悩んでいる当事者や家族に対して、生きる方向ではなく死ぬ方向へと背中を押してしまうという強烈なメッセージ性をもっている」と強く批判しました。[*1] そのとき私も生命倫理の専門家として、JCILに賛同し番組を批判するコメントを寄せたのですが、私の同番組への批判については、今年（二〇二〇年）の『すばる』四月号に載った論考[*2]をお読みいただければと思います。

今回の京都の事件は、この時にJCILの人たちや私が恐れていたことが、まさに現実化したということです。亡くなった林優里さんというALS女性の主治医は取材に応じて、それまで必死に生きようとしていた林さんが急激に死の方へ思いを寄せていったのは、この番組を見てからだったのではないか、と言っています。まさに「死ぬ」方向へと背中を押されてしまったということです。

安楽死を肯定する意見には、多くの間違った前提がある

私は「尊厳死法制化」についても反対派、「安楽死」についても反対派と言われていますが、日本で「尊厳死」と呼ばれることが多い行為、つまり「延命治療の手控えと中止」そのものについてはケースバイケースだと思っていて、医師や医療者と患者本人、家族とのしっかりしたコミュニケーションに基づいた上での選択であれば、けっしてやってはいけないと考えているわけではありません。しかし、「安楽死（積極的安楽死と医師幇助自殺）」については基本的には反対です。ただ、安楽死が絶対倫理的に許されないという根拠は、私にはありません。私が基本的に反対だと言っているのは、むしろ「安楽死に賛成」という人たちの理屈にまったく納得できないからです。そこには多くの間違いや短絡があると思います。

「今回の事件で二人の被告のやったことは許せないが、だからこそ安楽死を合法化すべき、

＊1　日本自立生活センター（当時代表　矢吹文敏）「ＮＨＫスペシャル『彼女は安楽死を選んだ』（二〇一九年六月二日放送）における放送倫理上の問題点についての調査・審議のお願い」二〇一九年九月三〇日　http://www.arsvi.com/2010/20190930jcil.htm

＊2　安藤泰至「『死の自己決定』に潜む危うさ」、『すばる』二〇二〇年四月号、集英社、一七二～一八一頁

議論を始めるべきだ」という主張について、私は何重もの意味で反対です。今の時点で日本で安楽死合法化の話をするのは論外だと私は思っています。安楽死を肯定する意見には多くの間違った前提があります。

まず一つ目は、「死にたい」という本人の強い意思があればその人が死を選ぶことを肯定できるのか、ということです。人の気持ちは常に揺れます。「死にたい」と言っている人が「生きたくない」のだと考えるのは間違いです。人間が「生きたい」というのは、「人として生きる意味や価値をもって生きたい」ということであって、逆に言うと意味や価値をもって生きられない状況に陥った時に、人は「死にたい」と思う。「生きたい」と「死にたい」は対極にあるのではなくコインの表裏なのです。状況によっても、あるいは人との関わりによっても「生きたい」と「死にたい」のどっちがオモテに出てくるかは、常に反転しうるわけです。「死にたい」という気持ちが強いから「生きたい」方には行かないというのは、大きな間違いだと思います。

二つ目は「安楽死」のどこが「安楽」なのか、という点です。安楽死のような行為によって、死の瞬間に「安楽」であるという証拠は何一つありません。その人のそのときの意識状態はわかりません。「安楽死」、つまり死なせることによって苦痛から解放するというのは、耐え難い苦痛という問題を解決したり改善しているわけではなく、問題そのものを消去しているに過ぎないのです。

「安楽死」というのは、生きている側から抱いているイメージに過ぎません。ではなぜ、耐え難い苦痛に苛まれている人や「死ぬしかない」と思うほど今後の不安に怯えている人にとって、「安楽死」が救いになるのでしょうか。それは「安楽死できる」とわかった時、この苦痛や不安から解放されるのだという安堵からではないかと思います。しかしそれは「生の安楽」であって、けっして「死の安楽」ではないことに注意しましょう。そういう精神的な安堵は安楽死以外のものでも起きうるわけです。だとすれば、「この苦痛から解放するためには安楽死しか方法がない」というのは誤りであることがわかります。

三つ目は、同じ状況で安楽死したいかどうかは個人の価値観、死生観の違いなのか、という点です。より進行した病状、重い障害でも意味を感じて生きている人の存在を指摘すると、安楽死賛成派の人たちは、その人は「(精神的に)強いから」「そういう価値観、死生観をもった人だから」だと言うのですが、それは間違いです。実際にそういう境地に至るには、長い時間がかかります。そこで重要なのは、とりあえず先延ばしにする(生きるか死ぬかを迫らない)、生きるか死ぬかを決定しないということです。いのちは人間が作ったものではないですから、その後でどんな人に会うか、自分がどう変わるかもわからないわけです。とりあえず決めないということが、非常に重要だと思います。個人の価値観や死生観で死を選ぶという問題ではない。「そのうちに何かが起こるかもしれない」といういのちの可能性に託すことが大切なのです。

四つ目は、病状や障害が進んで「できないこと」が増えれば、QOL（Quality of Life 生活の質）が低くなっていく一方であり、「生きる意味」がなくなっていくという誤解があることです。QOLについてはいろいろなとらえ方がありますが、私はあくまで「本人の主観的な評価」だととらえるべきだと思っています。非常に病状が重い人でも積極的に生きがいをもって生きている人はいくらでもいます。「治らない」とか「回復が望めない」という言葉を安易に使う人々がいますが、どういう意味で「治らない」のか。難病はもちろん、慢性疾患というのは基本的に「治らない」わけです。ところが、たとえばALS患者の場合、呼吸が困難になった時、人工呼吸器をつけるかつけないかの選択をせまられます。その時はとても苦しいのですが、人工呼吸器をつければ明らかに呼吸は楽になります。それによってQOLは上がりますが、別に病気が治るわけではありません。また、周りのサポート体制が強化されればQOLは確実に上がります。そういうところを見損なっているのではないでしょうか。

以上四つの点を考えてみても、安楽死を肯定する人たちの意見というものには、いくつもの穴があって、事実認識の誤りとか人間理解の浅さ、飛躍のある推論に満ちているように思います。

京都の事件については、後でお昼のワイドショーなどをいつも見ている友人に聞いて知ったのですが、事件が報道された当日のお昼の民放のニュースの中では、「安楽死」という言葉はあまりオモテに出ていなかったそうです。むしろ林さんの発言としては「自分の尊厳を否定された苦しさ、蔑みを受けた悲しみ」というツイッターの言葉が引かれ、自分が人間として扱われなかったことの耐え難い苦しみが強調されていたようです。これは先ほど言った「人として意味をもって生きていくことができない」という苦しみです。報道によると、二四時間介護が必要な林さんは一七もの事業所からヘルパーを派遣してもらっていたようで、そのスケジュールをやりくりするだけでも、まったく気が休まる時間がなかったのではないかと思いますし、男性ヘルパーに入浴介助を受けざるを得なかったことに大きな屈辱を感じたとも報道されています。

つまり、「死にたい」という思いの基のところにそれがあるわけです。その全体を見ることなしに、何か「死にたい」という所だけをとって「安楽死」に結びつけたり、安楽死が是か非か議論をしよう、という前に、どうやってその人が尊厳をもって生きていくことをみんなで支えていけるのかをまず議論すべきではないかと思います。

私たちは同じ「決めつけ」をしているのではないか？

先月（二〇二〇年七月三一日）、ＮＨＫ大阪の報道番組「かんさい熱視線」で京都の事件についての特集があり、次にお話しされる川口有美子さんと二人でゲスト出演させていただきました。そのときに私が最初に言ったのは、次のことでした。「この事件については、亡くなられた林さんの死を悲しむ、悼むという、まず最初になされるべきことが十分になされる前に、事件の原因や今後必要なことについて次々と語られていることに違和感を覚える」ということです。それはなぜかと考えた時に、「林さんのような人は、かわいそうな人。生きていても良いことや楽しいことはない。（言い過ぎかもしれませんが）死んでもよい人、死んだことが強く悼まれる人ではない」という決めつけが多くの人に共有されているからではないか、と思ったのです。

このことは、京都の事件で亡くなった林さんの死に対する人々の反応と、同じ時期に自殺が報道された俳優の三浦春馬さんに対する反応を比べてみたときに、非常によくわかります。また、四年前（二〇一六年）に相模原の障害者施設「やまゆり園」で一九人の入所者が殺された事件がありましたが、同じ年の一月に軽井沢でスキーバスが転落して乗客の大学生一三人が亡くなる事故がありました。この二つの事件についてのマスコミの報道の仕方や人々の反応の違いとも、これは非常によく似ています。

それは、死が絶対的に悼まれる人、つまり「なぜ死んでしまったのか？　なぜこんな人が死ななければいけないのか？」ということがまず語られて、本人たちが抱いていた夢だとか成してきた業績とかがバンバン書かれるような人と、そうではなくて、そういう状況なら、本人が望んでいるのなら死んでもしょうがないのではないかという風に思われる人、あるいは殺されるのはダメだが、自分で死を選んだのならしょうがないと思われる人を分けるような考え、一言で言うと「生きていくべき人」と「死んでもよい人」を分けるような考えが人々の間にあるからではないでしょうか。「優生思想」とか「いのちの選別」といった言葉のあいまいさと拡大使用は戒めながらも、このことは新型コロナウイルス禍における人工呼吸器のトリアージの問題にも通底するものではないかと思います。

見せかけの「自己決定」を盾にした選別

トリアージの問題については、このあと島薗さんがお話しされるので、私は必要最低限にとどめておこうと思いますが、一点だけ、注意しておきたいことがあります。一見すると、「安楽死」の問題と「トリアージ」の問題は、問題の性質が違っているように見えます。つまり、安楽死は個人の自己決定に基づくものであるのに対し、トリアージというのは個人の意思とは関係なく、緊急の状況で「全体の利益」を考えて行われる選別であるということです。しかし、本当にそうなのか、ということはじっくり考えてみる必要があります。

医学・医療が取り組む課題としては、一方で目の前にいる患者（個人）をどうやって助けるか、どうやってその人のために最善を尽くすかがあるのですが、もう一方では国民全体としてできるだけ多くの人の命を助けていくという、ある種社会防衛的な課題があります。そして、この二つが矛盾する場合が時として起こります。個人を助けるという方向は、現在では患者の自己決定（権）とかインフォームド・コンセントが重視されていて、客観的に見ればその人を助けることにならない場合でも個人が嫌だと言えば特定の治療を拒否できるというのが、現在の医療倫理の考え方です。それを延長していくと、たとえばある治療を断ったために命を落としてしまうような場合ですら、その人の意思が尊重される。日本で「尊厳死」と呼ばれる延命治療の手控えや中止というのは、そういう所から出てきたものです。それをさらに延長して、「個人が死を選ぶ権利」まで認めていこうというのが、いわゆる「安楽死」です。

もう一方の社会防衛的な発想というのは、これまでの医療倫理学ではあまりオモテに出てこなかったのですが、いま新型コロナのパンデミックのなかで行われていることがまさにそれです。個人の人権を犠牲にしてでも、全体の命をできるだけ守ろうとする。感染者を隔離したり、都市をロックダウンしたりするのはそういうことです。トリアージの問題も、狭い意味では緊急時に個人の人権を制限し、個人の命を犠牲にすることは仕方がない、という認識に基づいています。ただ注意しなければいけないのは、こういう社会防衛的な発想が実際にはその背後にあるにもかかわらず、一見、「本人が納得しています」とか「そう望んでいます」ということを盾にして、個人の生命を短縮するような行為が正当化されている場合があることです。これがまさに「死にたい」と思っている人は死なせていいのではないかという議論なんです。実はその人に「死にたい」と思わせているのは医療や社会の側の不備であって、それが本人を追い込んでいるにもかかわらず、「本人が死ぬことを決めたのだから良い」というのでは、根本にある問題に取り組まずに、ある種の厄介払いをすることになってしまいます。

そういう社会防衛的な発想、そのなかでも「社会的効用」に基づいて救われるべき命とそうでない命を選別するという点では、戦場におけるトリアージがその典型です。たとえば大戦のときに日本軍の軍医がやったトリアージでは、たくさんの負傷兵のなかで、治療すればもう一度兵士として戦場に送れる人を最優先しました。つまり、すぐ病院に運べば命を助けられる可能性があっても、重傷でたとえ治ってももう兵士としては使いものにならない人は、その場に見捨てていくわけです。戦場でのこういうトリアージの方法は、災害現場でのトリアージ、たとえば列車の脱線事故でたくさんの人が倒れているときにだれを優先して運び出すかというときの方法、基準とは違うところです。災害現場の場合は、今運んだら助かるかどうか、つまり救命可能性が一番のポイントになっています。

このように考えると、たとえばCOVID-19による肺炎の治療のための人工呼吸器の使用で、七〇歳以上の人は遠慮してもらいます、というのは、この戦場でのトリアージに近い選別の仕方ではないかと思います。救命できるかどうかは必ずしも年齢で決まるわけではないのに、年齢で線を引いてしまうというのは、やはりなにか社会的に役に立つかどうか、という線引きがそこにあるからでしょう。そういうことはオモテに出さず、何か本人や家族にあきらめさせるような誘導をしたり、本人や家族が納得していればよい、というような話にもっていくのは非常に危険だと思いますし、これはまさに私がお話しした「安楽死」「尊厳死」の危険性とも直結している問題だと思います。

ＡＬＳ患者の「死ぬ権利」？

川口　有美子

私の所属先はいくつかあるのですが、ひとつ目はＮＰＯ法人ＡＬＳ／ＭＮＤサポートセンターさくら会の副理事長、兼務で事務局長をしています。無給ボランティアです。さくら会の主な業務は障害ヘルパーの研修と研究調査。理事会の過半数をＡＬＳ患者が占めている当事者団体で、二〇〇四年に特定非営利法人化して、かれこれ一七年経ちます。

ＡＬＳの母の介護で行き詰まっていた二〇〇二年頃、立命館大学に着任された立岩真也さんの情報サイト arsvi.com を友人が教えてくれて、立岩さんにメールしたら全国障害者介護保障協議会の大野直之さんを紹介されました。そして、大野さんから、市町村に自分で交渉して介護時間を支給してもらうことや、介護未経験の人に介護を教えて、母専属のヘルパーとして制度で利用できることを教えてもらいました。

そうして母のヘルパーは一人また一人と増えていきましたが、二〇〇三年支援費制度が始まり、その人たちを他社に登録したくなかったので自分で事業所を開設することになりました。これが二つ目の所属先、有限会社ケアサポートモモ（訪問介護事業所。通称モモ）の創業理由です。モモは設立以来、都内近県の呼吸器ユーザーにヘルパーを派遣してきました。ヘルパー全員がさくら会でヘルパー資格を取得し、喀痰吸引等の医療的ケアの認定を受けています。さくら会とモモと歩んで一八年、在宅人工呼吸療法の周辺で生きてきました。

二〇〇六年からおよそ一二年間は、日本ＡＬＳ協会の本部の理事として、海外の支援者や研究者と交流してきました。そこで私は海外の医療や支援の考え方が、日本とはずいぶん違うことを知ったのです。日本のＡＬＳ患者が人工呼吸器を装着するのは当然だと思っていたのですが、欧米の患者会の支援者からは不思議がられ、「患者は無理やり生かされて可哀そうだ」などとも言われました。それまで私は医者の「パターナリズム」（立場の強い者が、弱い者の代わりに意思決定をしたり、行動に介入したりすること）とは、呼吸器をつけないように強く諭されることだと思っていたのですが、むしろ医師によって強引に呼吸器をつけられて、生かされてしまうことを意味するのだと知ったのです。

話を戻すと、二〇〇三年に支援費制度が施行されたものの半年で国の予算が足りなくなり、厚労省は障害者の介護制度と介護保険の一体化を提案してきました。しかし、障害者団体はそれを断り、障害者独自の介護制度の存続を求めて、霞が関でデモ行進するなどして、激しく抵抗しました。呼吸器をつけた大型車椅子のＡＬＳ患者は目立つということで、行進の先頭に立たされましたが、炎天下の日焼けと日比谷公園の蚊が怖くて、途中で脱落しました。

ちょうどその頃、霞が関や永田町では、尊厳死の法制化が話し合われていました。それは社会保障費の増大を恐れた一部の政治家や日本尊厳死協会による、高齢者や重度障害者の「口減らし」対策でしたが、過剰な治療が尊厳を奪うという風に言いかえることで、多くの人の支持を得ていました。

「無駄な延命」ということで終末期医療が批判され、高齢者が風邪をこじらせても治療しない、食事の介助もしないで餓死させても「自然に」看取ると言われるようになりました。

一昔前なら、窒息寸前になったＡＬＳ患者がやっと意思が固まって、「呼吸器をつけたい！　助けて！」と言われた医者はその場で救っていましたが、今は家族の意向を尊重し、家族が同意しなければそのまま看取ってしまう傾向が強いです。

このコロナ禍の中でも、高齢者は呼吸器を若者に譲れとか、人工呼吸器の配分ルールを前もって決めておくのがよかろうと言われる一方で、呼吸器が足りないなら増産すればよいとして、使い捨て呼吸器の生産に取り組む新潟病院の研究チームなどもあります。[*1]

今日はＡＬＳ患者会の関係者も大勢Ｚｏｏｍで参加しておられますが、中には家族に呼吸器をつけずに看取ったご遺族もおられます。私の母は呼吸器をつけましたが、親しくしていた患者さんは呼吸器をつけずに亡くなりました。皆さんに長生きしてほしいのですけど、個人の意向を尊重しないわけにはいきません。患者会の中には尊厳死や安楽死の法制化が必要と考える人もいますが、決していのちを粗末に考えているわけではありません。

以上おおざっぱですが、自己紹介のついでに、ここ最近の状況について述べました。今日はＡＬＳ患者さんもおられますので、京都の事件を中心にお話ししたいと思います。タイトルは『ＡＬＳ患者の「死ぬ権利」？』としました。

重度障害者に死を与えることを世に問う実践

昨年（二〇一九年）一一月三〇日夕刻、京都市中京区マンションで一人住まいのＡＬＳの女性患者が、二人の医師によって胃ろうから致死量の薬物を注入され死亡しました。今年二〇二〇年七月二三日、宮城県名取市でクリニックを開く大久保愉一容疑者と東京都港区の山本

＊1　石北直之・木阪智彦・前田祐二郎・藤田隆行・中島孝「3Dプリント可能な人工呼吸器および使い捨て人工呼吸器の開発実用化プロジェクト」『宇宙航空環境医学』Vol. 58, No. 1, 20-21, 2021

直樹容疑者が、嘱託殺人罪で逮捕されました。二〇一八年末頃から、殺害された林優里さんはツイッターで「つらい」「死にたい」「安楽死できない　どうしてだ」などをつぶやいていたそうです。彼女のツイッターを見ると、フォロワーもたくさん書き込みしていて、「死にたい」などとつぶやいている人もいます。それを見た大久保容疑者が「作業はシンプルです。訴追されないならお手伝いしたいのですが」と林さんにコンタクトし、林さんは「お手伝いしたいのですがという言葉がうれしくて泣けてきました」と答えています。

二〇一九年八月に大久保容疑者は「自然な最期まで導きますが」と名取市のクリニックに来ることを提案し、それに対して林さんは「決意したらよろしくお願いします」と返事をしていました。まだ安楽死の依頼を決断した様子ではなかったのです。でも九月になると林さんは主治医に栄養中止による餓死を求めてみたそうですが、主治医から自殺幇助罪になるからできないなどと断られました。それからは公開のツイッターではなく、大久保容疑者とメッセンジャーで直接コンタクトをとっていたようです。

大久保容疑者は医師ドクター・キリコ（手塚治虫の漫画『ブラック・ジャック』の登場人物）に学生時代からあこがれていたそうで、山本容疑者と共著の電子書籍『扱いに困った高齢者を「枯らす」技術：誰も教えなかった、病院での枯らし方』を出しています。でも初対面の林さんを死に至らしめた時は診察もしなかった。ただ殺しにきただけです。

林優里さんはキャリアのある前途有望な女性でした。同志社大学を出て世界を飛び回って仕事をしていた自立した女性です。そして、ＡＬＳ発症後は二四時間介護保障を受給し、京都市内マンションで独居していましたが、ＡＬＳでこのように自立した患者さんはそうそういません。長時間の介護給付を必要とする独居のハードルは高いのです。林さんはパソコンやタッチセンサーを使った特別なコミュニケーション技術を駆使して、ブログやツイッターで発信していました。父親は近くに住み、普段から交流していたし、ＡＬＳ患者としては最高水準の保障を手に入れていたとも言えます。ですから介護保障が足りないとか、家族に迷惑をかけてしまうなどというような理由から、死を選んだのではなさそうです。

一七か所も事業所が入っていて、短時間でヘルパーが次々交代するような、介護の在り方に問題があったのではないか、とも言われていますが、これに関しては大学院（立命館大学大学院先端総合学術研究科）の後輩らが直接林さんを知っていて、相談に乗ったりしていたそうです。

一般の人には林さんの生活がどのようなものだったのか、想像もできないのではないかと思いますし、私も一概には言えませんが、重度訪問介護という制度では、時間という量は満たせても、介護の質を満たすことはなかなか難しく、林さんも満足できていなかったのかもしれません。というのも、採用後二〇時間の研修を受ければ誰でも資格を取得できるので、会社の方針にもよりますが、未経験者も派遣されてきます。大勢のヘルパーが短時間交替で入れ替わるようでは、常に不慣れなヘルパーがいるわけで、余裕もなかったのではないかと察します。そんな生活は、林さんにはかなりのストレスだったのではないでしょうか。

「六五歳ヘルパー　体ボロボロなのは私のトイレ介助のせいなんだと責める　施設行きになる　あそこに入ったら殺されると脅される　むかついてもやめろと言えない　代わりがいないから惨めだ」二〇一九年一一月二五日

ツイッターに呟いたこの一文は亡くなるほんの数日前にアップされています。緩和ケアの方法を探っていた林さんには、死ぬまで待つという考えもあったのではないかと思いますし、猫を飼いたいとか、治験に参加したいという投稿もありましたから、その時は生きる希望も探していたに違いないです。

二〇一九年八月二九日に、私は一般社団法人日本メメント・モリ協会の占部まりさんの企画で、東京港区の光明寺のお堂で『安楽死を遂げた日本人』を執筆された宮下洋一さんと、『死ぬ権利はあるか――安楽死、尊厳死、自殺幇助の是非と命の価値』の著者の横浜市立大学の有馬斉さんと、日本人の安楽死をテーマに鼎談をしたのですが、その時私がＡＣＰ（ア

ドバンス・ケア・プランニング）について話した内容から、林さんは、

「安楽死がテーマのイベントの話　先日、またメメント・モリのイベントに行ってきたよ。作家の宮下洋一さんと、ＡＬＳ支援者で著書もある川口有美子さんがゲスト。川口有美子さんが、今は、人工呼吸器を付けた後でも、外すことが出来るようになってきているが、そのことを知らない人が多い、と言っていた」二〇一九年九月一七日

とツイッターに書き込んでいました。会場のどこかにおられたようなのですが、全く気付かず申し訳なかったです。その頃は呼吸器装着も含めて、最期をどうするか、この先どうなるのか、林さんなりに情報収集していたようです。

そうやって、林さんは最期の迎え方についていろいろ調べていたところ、二人の医者につながり、殺人を依頼して殺されてしまったのですが、二人の医者のほうは、林さんに現金を振り込ませたり、ヘルパーが隣の部屋にいるのに胃ろうから致死薬を注入したり、計画的犯行というにはあまりにお粗末です。

二〇一九年六月二日のＮＨＫスペシャル「彼女は安楽死を選んだ」という番組も、林さんに影響を与えたようです。何度かディレクターさんに、この番組の意図についてお尋ねしま

したが、安楽死を世に問うためにすごく熱心に番組をつくられていました。相模原障害者施設殺傷事件の植松は、重度障害者不要論を掲げて施設での殺戮を決行しています。これら三件の出来事は、どれも重度障害者に死を与えることを世に問う実践であり、似通った強い意志を感じます。

介護制度なき治療停止はあり得ない

冒頭の話の続きです。ALSの治療をめぐって各国の支援者と議論をしてきましたが、毎年のように「人工呼吸器の取り外し」が話題になりました。

ALS患者の人工呼吸器も本人の同意があれば外せるという欧米の支援者からは「日本ではなぜ人工呼吸器を外せないのか?」「日本の協会は患者の人権のために何もしていない」と責められることもありました。治療の選択ができない人権問題として批判されたこともあります。それに対して「そういう貴方の国では、患者を死なせる方法はあっても、生きられる方法はあるのですか。健康保険制度や介助サービスはあるのですか? お金持ちしか呼吸器つけられないですよね。それで人権を尊重しているとはおかしな話ですよね」と片言の英語で一生懸命に言い返してきました。すると、また「治療の中止ができなければ、選択でき

ると は言えない」と早口で反論されるのです。

イギリスのＡＬＳ治療で気管切開の手法が採られることがなくなってしまいましたが、医学的妥当性という観点から見れば、気管切開を伴う長期人工呼吸療法は有効なのです。呼吸が安定すれば体調もよくなるので、治療効果は証明できますから、それを敢えて行わないというのですから、別の理由があるのです。

呼吸器をつける／つけないという、患者の事情に目を向けてみます。すると、呼吸器装着で患者は命拾いをしますが、家族にとってはエンドレスの介護が決定する瞬間だとわかります。家族に申し訳ないと思った患者が、呼吸器をつけないとか外してほしいとか言ってきたら、それは無念の自殺に等しい行為で、医者は患者の言葉の裏にある事情を洞察しなければならないのですが、大抵そんな配慮はされません。

しかし、それでも何とか救えないかと、あの手この手で患者とやり取りを続けてほしいものです。病院勤めの専門医には、自宅にいる患者の姿は見えにくいので、医学生の間に在宅介護実習があるといいのにとさえ思います。医師には家族介護の美しくない現実を知っていてほしいからです。

これはＡＬＳの親の介護をしたから言えるのですが、障害が軽いうちはいいとしても、呼吸器をつけるあたりで、家族の負担は重くなり、疲労は限界を超えてしまいます。すると、介護は手抜き、無視、暴力的になりかねません。やがて働き手を失った一家の家計が困窮してくると、障害年金を当てにして障害者の自由を奪うようになる家族もいます。

障害者運動に携わってきた人たちはそんな家族関係を知り尽くしているので、障害者には自立を勧め、ドイツのような家族介護者に対する現金給付を認めませんでした。認めてしまえば、家族は制度を使わず現金給付を選ぶようになり、障害者に依存するようになってしまいます。家族介護者への給付を認めるのなら、介護の量ばかりか質も、第三者が評価し管理する方法を考えなければなりませんが、介護の質を専門家に評価されるなどということは、自立生活運動の当事者は認めたくないでしょう。社会サービスを利用していない重度障害者には、市町村が利用を勧めなければいけませんが、生活保護の利用が滞っているのと同じ構造で、背中を押してくれたりはしません。介護制度を使えず困窮したALS患者が、生命維持措置を断る選択をしたとしても、それは自己決定ということになってしまいます。

介護の量も質も上げていく

呼吸器を断る覚悟をしたALS患者が、原因不明の強い痛みを訴えることがあります。死に向かう「スピリチュアルな痛み」とも言われ、睡眠薬やモルヒネを使うこともありますが、死ぬ瞬間まではっきり意識をもっていたい、死をコントロールしたいと言う人もいます。林さんも同じように考えていたのかもしれません。

難治性疾患の緩和ケアは、病名告知から生活の質（ＱＯＬ）の向上を目指していくもので、多職種の専門職や他の患者家族が関わり、心身の苦痛をとるための基本的な支援をします。身体の麻痺が進行するにつれて、患者は社会的にも孤立してしまいがちですが、できる限り元の生活を維持するようにして、リハビリ、コミュニケーション支援、外出などを続けて、気持ちを保つようにします。

当初は死を覚悟していた人が、ある日突如として生きる方向へ向き直る、そんな場面に私は何度も立ち会いました。しかし、そのような関わりは、必ず本人が満足する形で提供されなければなりません。さもなければ絶望は増してしまいます。生きることに疲れてしまった人には、その問題を知り尽くした人が、じっくり関わることが唯一の救いになります。

ＡＬＳは進行すると気難しくなる人がいて、介護も難しくなるのですが、それは側頭葉前頭葉型認知症と同じ脳の変性に起因していると言われています。情動静止困難といわれ、忍耐強く人類愛に満ちた介護が必要になります。しかし、穏やかな気持ちで介護できるようなヘルパーは、経験を積んだ者の中でもごく一部で、多くのヘルパーにとって大変厳しいケースになり、中には心身を病んでしまう人もいます。

介護者は家族も含めて脱落していき、療養自体が難しくなることがあります。そうなると障害者本人は心身の置き場所を失って孤立してしまうので、ますます怒りの矛先を周囲の者や医療職に向けるようになり、安住を死に求めたくなるのです。

当事者が経営している介護派遣事業所でさえも難しく扱いにくい障害がありますが、全国の当事者や支援者に声をかけては、その疾患をよく知る人にアドバイスをもらうようにしています。介護の研究が進み、その疾患をよく知る看護師やヘルパーが困難ケースにも即時に配置できるようになれば、問題解決の糸口にできるのではないかと思うのですが、薬を使って大人しくさせる方法も医者から勧められたりすると、またそこでも悩むのです。

患者に死にたいなどと言われてしまうと、とても辛くなります。心が折れてしまって、「もういいです勝手になさい、死にたい人は止めません」と思うようになってしまいます。

施設などの長期入所者を動物のように扱う看護師や介護士がいますが、それも気持ちが通じない難しさや治らないことから生じる一種のバーンアウト（燃えつき症候群）であり、介護の質と人員確保に深刻な影を落としています。

尊厳死法制化を阻止する会

日本でも、過去に何度か尊厳死法制化の動きがありました。二〇〇四年の夏、相模原で自宅療養中のＡＬＳ男性患者が、一人で介護していた母親に呼吸器のスイッチを止められて死亡するという事件が起き、合法的な呼吸器の中止や安楽死法を求める声が高まりました。当時はまだヘルパーは吸引や経管栄養（鼻孔《びこう》や胃ろうからチューブで体内に直接栄養を注入すること）はできなかったので、多くの在宅現場では家族がすべて介護をしているという状況でした。患者会は介護疲れによる殺人であると見なしましたが、世間的には終末期の死ぬ権利が認められていないから、このような悲劇が起きたというふうに解釈され、報道されていました。これを受けて、さくら会として二〇〇五年四月一七日大手町のサンケイホールで「尊厳死ってなに？」という集会を企画し開催しました。

二〇〇五年六月二五日には水俣学の原田正純さんを代表に、鶴見俊輔さん、八木晃介さん、梅原猛さん、光石忠敬さん、立岩真也さんらが「尊厳死・安楽死法制化を阻止する会」を結成し、シンポジウムを開いて反対運動を開始しました。さくら会の橋本操も世話人に名前を連ね、事務局は清水昭美さんが指揮して、銀座通りにある弟の清水建夫さんの弁護士事務所に大勢集まって、勉強会の資料作りを手伝ったりしました。

二〇〇六年に富山の射水市民病院で入院患者の呼吸器が医師の独断で外されたということが明るみになり、それで厚労省は二〇〇七年には「終末期医療の決定プロセスに関するガイドライン」を急ぎ作ることになったのですが、自民党内では尊厳死の法律を作ろうとする独自の動きもあり、また一〇〇人以上の国会議員が集まる超党派の尊厳死議連（尊厳死法制化を考える議員の会）もできました。

そこで作成された「臨死状態における延命措置の中止に関する法律案要綱（案）」（二〇〇七年五月公表）を取り寄せてみたところ、以下のように、

・臨死状態は、すべての適切な治療を行っても回復の可能性がなく、かつ、死期が切迫している状態

・延命措置とは、患者の治癒を目的としないで単にその生命を維持するための措置（栄養、水分の補給を含む）

と言葉の定義がされており、ＡＬＳなどの治療法がなく、不可逆的に進行していき、人工呼吸器をつけなければ生きていられない疾患は、「臨死状態」「延命措置」とされてしまいかねないことがわかり、さくら会として全国の当事者に呼びかけて、反対の声をあげました。日弁連や難病・障害者団体も立法化に対して、意見書を提出しました。

また、二〇一二年にも法制化の動きは再燃したので、二月二六日にさくら会主催で勉強会

を開催し、本書共著者の大谷いづみさん、全国遷延性意識障害者・家族の会の桑山雄次さん、人工呼吸器をつけた子と親の会バクバクの会の大塚孝司さん、日本脳性マヒ者協会全国青い芝の会の金子和弘さん、臓器移植法を問い直す市民ネットワークの山口研一郎医師、日本ALS協会理事の伊藤道哉さん、事務局長の金沢公明さん、独立行政法人国立病院機構新潟病院副院長の中島孝医師、都立神経病院院長の林秀明医師、川田明広医師らが、尊厳死安楽死に関連する障害者のQOLやいのちの教育に関する講演をしました。各演者の音声ファイルはさくら会のサイト（http://sakura-kai.net/pon/study-group_1/）に今も掲載されています。八月二七日、文筆家の平川克美さん、DPI日本会議の中西正司さんらと私とで「尊厳死の法制化を認めない市民の会」を結成し、自民党で結成された「尊厳死に関する検討プロジェクトチーム（PT）」に参加している議員から内部資料をもらったりして研究しました。島薗さんら宗教学者や日弁連の有志は勉強会を開いて、日本尊厳死協会の理事を招いて議論したりしていました。本書共著者の安藤さん、児玉さんと知り合ったのもそれらの勉強会を通してでした。全国脊髄損傷者連合会の大濱眞さんや日本ALS協会の橋本操さんと厚労省医政局や日本医師会にも出向き、このような尊厳死法案が可決されてしまったら重度障害者の命は大変危ういことになると説明しましたら、日本医師会は拙速な法制化はよしとはしないことがわかり、また自民党PTから、法制化よりはガイドラインで緩くやったほうが、面倒なことにならないだろうという意見が出るようになり、法制化の推進力が弱まりました。その代わりにACP（アドバンス・ケア・プランニング、次節で詳述）を盛り込んだガイドラインが厚労省で作成されて、合意形成による共同意思決定が重視されるようになりました。患者の自己決定を法律で守るよりも、関係者の合意形成を導くガイドラインをつくったほうが、終末期医療はうまくいくと考えられるようになりました。

上野千鶴子さんからはアドバイスとして、運動なら「阻止」では弱い、積極的な名称にしたらいいのにと言われ、確かにそうとも思ったのですが、いまとなれば法制化反対でよかったのかもしれません。当時はヘルパーによる喀痰吸引も重度訪問介護も全然普及しておらず、多くのALS患者が無念のうちに尊厳死させられておりました。ですから、死ぬ権利よりまずは生きるためのそれらの法制度の整備が先でした。反対運動で時間稼ぎには成功したと思います。

もし、あのような法案が国会を通過して、多くの人が尊厳死法に基づいて人工呼吸器拒否のリビングウィル（生前に発効する遺書）を書いていたら、今の新型コロナ対策はもっと混乱していたかもしれません。コロナ禍で一般的な人工呼吸器のイメージが大きく変わり、つけたくないどころか、誰に優先的につけるかが問われる様相です。これを法案に当てはめて考えると、リビングウィルのために治療されずに亡くなった者の遺族が、まだ終末期ではなかったと医者を訴えるようなことが起きかねないのです。

当時のさくら会理事長、ＡＬＳ当事者の橋本操さんが言っていたのは「美しい言葉（尊厳死を指します）に人々は流される。社会保障の体制が整う前にこんなことを法制化してはいけない。死にたい人は勝手に死ねばいいが、法律をつくってはいけない」ということでした。

死ぬ自由があれば、安心して最期まで生きられるとか、死を考えることが生を考えることだとかが言われるのですが、病み衰えてから死ぬまでの期間を、どうしたら生きていられるかという現実問題に、ＡＬＳの人たちはずっと直面してきたのです。生きるのが辛くても、「良い生」を目指して生きていけば、おのずと「良い死」に向かっていけるということも、患者さんたちが教えてくれたことの一つです。

当事者も交えて議論してほしい

法律の代わりにガイドラインができ、その中にあるＡＣＰ（人生会議）という話し合いの方法が、終末期医療における意思決定の手段として推奨されています。ＡＣＰを用いれば、意識があるなら本人の希望で、意識が不確かならば事前指示書や家族の同意で、人工呼吸器や透析も中止できるだろう、ということになってきました。

従来なら違法行為であった呼吸器の取り外しも、ACPで合意形成すればできるようになりそうです。でも、取り外せと本人が言っている、または言っていたからといって、その言葉どおりに死なせてしまってもいいのでしょうか。

治療中止と自殺との違いについて、人工呼吸器をつけたALSや透析患者にも聞いてみたらいいと思うのですが、たいていは学者か有識者で議論していて、当事者の思いを聞く機会がなかなかありません。本人に直接聞くには倫理的に問題があるテーマということで、避けられている面もあります。それをあえて、ACPをどう考えるのか当事者にも聞いてみたらいいと思うのです。意思疎通ができなくなった時、たとえばALSなどはTLS（完全なる閉じ込め症候群。全身を全く動かせない状態 Totally Locked-in State）からの呼吸器の取り外しは認められるべきだと言う患者もいますが、もしかしたらまだ死にたくないのにある日突然死なねばならなくなるのかと想像すると、死刑のようで恐ろしいという患者もいるからです。

治療停止の事前指示は、本人の意思を尊重するためだと言われますが、その時が来たら本人は何も言えなくなっているので、医師に白紙委任状を渡しておくことと同じことです。それは自己決定どころではなく、医者の独善的判断や家族の都合で死なされるということも十分ありえるので、それはまずいので避けなければならないと私は思うのですが、意思を表明できる人の治療中止については、多くの患者がその可能性を求めている以上、考えなければならないことだとも思うのです。

ＡＣＰに関しては、障害者団体主催で二〇一八年一一月二八日に憲政記念館を会場に勉強会をしました。その時、安藤さんには「安楽死・尊厳死をめぐる言説のからくり――『人のいのちを守る』生命倫理へ」というタイトルで話していただきました。ＡＬＳ患者で医師でもある竹田主子さんも「障害者のＡＣＰ――ＡＬＳ患者として　医師としての立場から」を発表しました。呼吸器装着のＡＬＳ当事者の視点と医師の視点の両方を持つ人が、ＡＣＰのメリットとデメリットについて語った内容は、大変示唆に富む貴重なものでした。

一方、スイスに渡って自殺幇助をうけたことがテレビで特集された小島ミナさんも、京都の林優里さんも、竹田さんと同様、仕事をバリバリこなす自立した女性でした。ただし、二人は身体の麻痺による自分らしさの喪失を、安楽死したい理由にあげています。どの程度の苦痛や不便さなら安楽死してもいいことにするのか、私にはわかりません。私の友人には車椅子を使うようになったら耐えられないので安楽死したいと言っている人もいますし、映画『君がくれたグッドライフ（邦題）』ではＡＬＳを発症した男性が友人を誘ってドイツからベルギーまでサイクリングするのですが、目的はベルギーでの安楽死。友人たちは葛藤しますが、最終的には安楽死に立ち会うのです。実際にもまだ歩けるうちにＡＬＳ患者は安楽死が認められてしまっているのは事実です。

宮下洋一さんの『安楽死を遂げた日本人』（小学館、二〇一九年）によると、スイスで自殺幇助を受けた小島ミナさんは、生前は天井を見ながら生きる惨めさを恐怖といい、鍋奉行（鍋料理を仕切って給仕すること）ができなくなったから、自分らしさがなくなったと言っているのですが、介護サービスを使えば、ヘルパーに指示して料理も鍋奉行もできるし、外出もできます。

二人の女性は結局のところ、療養生活に希望が持てず、「人間としてのＱＯＬレベルが下がったため、尊厳が失われた」「死ぬまで待てない」という悲嘆が続いている時に、安楽死へと誘う情報を得てしまった。そして、「私の気持ちなどわからないでしょう」という周囲への不信が積もり、自死に向かってしまったのだと思うのです。

でも、重度障害者として生きるか否かは、個人の選好であり、安楽死も認められるべきであると言う当事者もいるでしょう。この問題は、当事者の間でこそ議論をしてほしいことの一つです。

トリアージによる差別の拡大

昨年（二〇一九年）、生命・医療倫理研究会で、新型コロナウイルス禍におけるトリアージのガイドラインをつくったらどうかという提案がありました。医師の負担を軽減するために必要ということでした。でも、私はトリアージというのは、テロや戦争などの事態において発動される究極の判断であって、医者は辛いだろうけど職務上致し方ないことだと思います。それで救えない人が出たとしても、違法性阻却されるものだと思っていました。非常事態だからこそ救命できないということが許されるのであって、倫理の問題ではないとも思っていました。

それが、コロナ禍のどさくさに紛れて人工呼吸器を取り外す条件や、人工呼吸器の配分ルールについてもガイドライン化してしまおうというのです。平常時にも呼吸器を取り外せるようにこの際ルールを決めてしまおうということでもあります。いくらパンデミックと言えども、テロや戦場とは違います。時間的にも猶予がないわけではないのですから、入院病棟を増やすとか、ワクチン接種を進めるとか、人工呼吸器を増産するとか、コロナ病棟の看護師を給与面で優遇するなどの政策を全力で進めるべきで、その努力をする前に人を選別する準備をするなど、どうかしていると思いました。島薗さんが「コロナ禍での医療資源配分をめぐる問い――人工呼吸器の配分とトリアージ」と題して寄稿された素晴らしい文章がありますが、全く私も同感です。なのでここで詳しくは申しませんが、さくら会として障害者や難病団体の連名で意見書を作成し、当時の安倍総理大臣に提出しました。

あれから一年が経ちました。医師や看護師の個人的な努力によって多くの高齢者が救われていますし、高齢者にはワクチンが優先的に届いていて、クラスターも免れるようになってきました。治療してみなければ結果はわからないもので、一〇〇歳の女性が完治したという報告もありますし、まったく基礎疾患のない二〇代が亡くなったりしているのです。

これからを見据えて

日本における「死ぬ権利運動」を振り返ってみると、それは優生思想ではあるものの、「無駄に生かされている」長患いの療養者を死なせて楽にしてあげたいという憐憫、慈悲が高じたもので、とくに病院での終末期医療を見てきた医療従事者による治療中止を支持する言論が数多く見られました。そして、それに追随するように一部の政治家や知識人、昨今ではネットの掲示板の書き込み、報道番組の制作者らが、「死ぬ権利運動」ともいえる様々な方法で、世間に強いインパクトを与えてきたのも事実です。

もっとも「死ぬ権利運動」も、自由を求める障害者の権利運動ということは押さえておかねばなりません。この先、難病患者や重度障害者が「死ぬ権利」を訴え出て、病院や国を相手に訴訟を起こす、そこから議員立法で法制化に進むなどということもあるかもしれません。

万が一そのようなことが起きたとしても、医師は団結して「殺人」は私たちの業務でも義務でもないと、押し戻す声を高めてほしいと願います。

余談ですが、全国自立生活センター協議会（ＪＩＬ）の中西正司さんの案内で、二〇一一年春にNot Dead Yet（ＮＤＹ）の集会がワシントンＤＣであるというので、橋本操さんと出かけていって、呼吸器を停止させない権利について演説させてもらおうとしたところ、ＮＤＹから演説しないでほしいと言われたことがありました。尊厳死問題をＡＬＳの呼吸器外しの問題にフォーカスされても、伝わらないというのです。というのもアメリカのＡＬＳ患者は大抵呼吸器をつけないため、呼吸器をつけて生きる権利を主張しても、多くは共感できないだろうということでした。

「死なせる運動」に抵抗するというところでは、どの国の障害者も同じ立場をとりますが、医療保険制度があまりにも違うため、受けられる治療の範囲で運動を展開するしかなく、そういう意味では、日本のＡＬＳ患者は国民皆保険で呼吸器治療を受けることができるので、長く生きられているということです。これは日本の難病医療と障害福祉と患者会と障害者それぞれの運動の賜物で、誰にでも平等に医療資源を配分するという、倫理的な医療が可能になったのです。

安楽死の是非を問う議論をするなら、当事者も加えられるべきと思いますが、医者には患者にたとえ死にたいと言われても、それは医者の務めではないと、医者の務めは救命だ、と一本筋は通してほしいのです。

医療が死を早めてよいのか？

島薗 進

私はトリアージ問題について文章なども書いたりしていますので、そちらの方面から話をしたいと思います。

二つの問題を関連させて取り上げる意義

京都ＡＬＳ嘱託殺人と新型コロナ感染症トリアージにはいろいろな点でかかわりがあると思います。人工呼吸器を外す、あるいは付けないということが、どのような場合に許容範囲になると考えるのか。その場合に、人の尊厳とか生きることが脅やかされることにならないか。そこを考えていきたい。わかりやすい表現としては優生思想といのちの選別、強いものが生き残ることが良いことだという考え方の危うさというような話になります。ただし、両極の意見の対立とならないような形で話をしていけるよう考えながら進めたいと思います。

限られた医療資源をだれに配分するのか。このような意識がだんだん強くなってきていて、それが安楽死、尊厳死あるいは延命治療の停止というようなことと結びついていきます。これは社会全体が資源の取り合いの場になるという方向を強めている事態ともつながっています。そういう中で医療が死を早めることをやらない、やれない、やってはならない――強い倫理的合意であったものが揺らいできている。では、どこに価値基準があるのかが新たに問い直されているということでもあります。

私が議論したいのは、すでに日本医師会の有識者会議のホームページで書いたものにそっています（「コロナ禍での医療資源配分をめぐる問い――人工呼吸器の配分とトリアージ」二〇二〇年八月七日）。そこで参照した『臨床評価』の齊尾武郎さんの論文「COVID-19 人工呼吸器配分提言を巡って」（『臨床評価』四八巻一号、二〇二〇年六月）では、生命倫理的には突っ込んだ議論をされています。また、村上陽一郎さんと堀江宗正さんの議論があります（村上陽一郎「トリアージュの医療」日本医師会の有識者会議のホームページ、六月一八日、堀江宗正「早すぎるトリアージを許すな　人間性の放棄につながる懸念」『中外日報』二〇二〇年七月一〇日）。もう一つ非常に参考になったのは川口有美子さんと美馬達哉さんがなさっている対論です。美馬さんのアメリカなどの実情についての説明はたいへん役に立ちました（川口有美子＋美馬達哉「トリアージが引く分割線――コロナ時代の医療と介護」『現代思想　特集：コロナと暮らし』青土社、二〇二〇年八月号）。

トリアージの拡張をめぐる問題

そういうものを参考にしながら、まず、「トリアージとは何か」から入っていきたいと思います。そして、新型コロナ感染症で高齢者が死んでいく可能性が高いが、重症患者を守るためにはどうしたら良いかという議論をします。

社会的な活動を止めずに経済を回していくためには一定程度の死者の数は避けられない、高齢者を救いきれないのは仕方がないのではないか、それが介護施設で起こることはやむを得ないのではという考え方がちらほら見られます。

トリアージとは何か。それは一九世紀はじめフランスのナポレオン戦争のときから戦場で傷病者を誰から順番に輸送し、治療するかの順位付けをさせるものです。「トリエール」、選別するというフランス語です。今も「トリアージュ」というようなカタカナで書くのはフランス語がもとだからです。英語になって「トリアージ」となっています。今では医療関係者は治療に向けた手順の選択という意味でトリアージを普通に使っています。とくに災害支援とか救急医療の場合はそうなっているわけです。その手の本を参照しますと傷病者にタグをつけていく。色違いのタグで、災害支援の場合、一番早く運ばなければいけないのが赤、次の方が黄色、という風に選別しているわけです。最後に黒タグがあります。これは運ばなくていいという意味のタグです。運ばなくていいという意味には二つあって、もう死んでしまっている「死亡群」と、運んだところで助かる見込みがない（と見なせる）者です。後者は本当に死んでいるわけではないが、言い方が悪いかもしれませんが見捨てるというものです。新型コロナウイルス感染症でも「見捨てる」ような、「見捨てられる」ようなことが、とてもリアルなこととして受け取らざるをえなかった人がかなりいると思います。

救急医療のトリアージもあります。救急医療の方は、黒タグは無いようです。救急の場合もたくさん患者さんが来たら誰から先に治療するかは大問題です。すぐに蘇生措置をする青タグとしばらく待ってもらう時に赤タグ、黄色タグ、緑タグをつけて選別する。最後の非緊急「二時間以内の診察」というのは、さすがに死んでもいいでしょうというわけではないでしょう。「見捨てる」に通じる黒タグという風には救急医療のトリアージの本には書いてありませんでした。黒タグをつけるのはこの人はもうあきらめるということです。戦場の場では黒タグは、かなりの頻度で起こります。一方で病院では起こらないだろうということだと思います。

しかし、新型コロナではこれを病院でやるという声が出てきました。そうすると今、人工呼吸器を付けている人たちはどういう順番で人工呼吸器を配分するのかということになる。医療崩壊が話題になった二〇二〇年二月から五月ころにとても敏感な問題として受け止められました。その後、医療崩壊的状況にならなかったとしても、いざとなったらどう対処するかの規定を準備した地域があり、それに対して障害者たちや重病患者、難病患者たちが声を上げて抗議しました。そして取り下げられたところもあるようです。

スウェーデンの場合

この点で私が気になったのはスウェーデンの場合です。

スウェーデンはコロナ対応としてロックダウンをしませんでした。経済を維持しながら対処する方法をとった点で特異であると言われています。それよりも私が気になるのは高齢者に人工呼吸器を回さない点です。ところが、北欧の国々の中ではスウェーデンは死者がとても多い。それも介護施設で多い。介護施設では高齢者は孤立している。また、エスニック・マイノリティの死者が多い。彼らの労働条件や生活環境が悪いことが影響しています。欧米の医療界関係で働くエッセンシャルワーカー、キーワーカーといった人たちはエスニック・

マイノリティが多い。イギリスでもマイノリティがある程度の地位につけるのは医療関係で、それは実力を養ってつくことができる職種なので、医師もインド系、ムスリム等が多い。スウェーデンでもそのようなことがあって、コロナによる死者の割合の中にエスニック・マイノリティが多い。それから高齢者が非常に多い。これはスウェーデンでも失敗だったという理解があるようです。

その前提としてスウェーデンではある時期、医療福祉等の制度改革があって、医療費削減、介護の節約という点から高齢者に対する医療や公衆衛生的な医療が軽んじられるようなことが進んできました。それが新型コロナにおいて悪い方向に現れてきた。こういうのは実は欧米諸国に共通してあることで、いわゆる小さな政府、新自由主義的政策がとられ、社会福祉的な費用をできるだけかけない。そういう中で低い収入層やエスニック・マイノリティなどが医療を受けられなかったり、公衆衛生的な配慮が排除されてしまう傾向がある。このあたりは宮川絢子先生というスウェーデンの病院で働いている医師の方がいくつも報告を書いています（たとえば、宮川絢子・久山葉子「スウェーデン新型コロナ「ソフト対策」の実態。現地の日本人医師はこう例証する」Forbes JAPAN 二〇二〇年五月七日（https://forbesjapan.com/articles/detail/34187））。

その中で宮川先生が『楢山節考』に言及している部分があります。スウェーデンのやり方は『楢山節考』とは違うと言っています。深沢七郎の『楢山節考』で描かれているのは、近代以前のある農村の女性が一定の年齢（七〇歳）になると姥捨て山へ行きそのまま死んでいく話です。他方、現在のスウェーデンでは八〇歳以上は人工呼吸器をつけないことになっており、それには国民的合意があるといいます。ところが、実際は年齢だけではない。疾患があったり、救命の可能性が少ないと人工呼吸器をつけられない、というのです。実際、宮川先生の夫の父親は七七歳だったそうですが、脳出血で入院したときに、八〇歳前でも人工呼吸器をつけてもらえなかった、という話が出てきます。

宮川先生風には『楢山節考』より、こちらがましでしょうということらしいのですが、私からいえばこれはむしろ悪夢のようにも感じます。年齢だけという基準は場合によってはある意味で、社会的な差別を超えている面もあるかと思いますが、余命が短いと判断された人は治療が受けられないことになるわけです。スウェーデンではなぜそうなっているのか。それは一つには医療がすべて公費であるからです。医療予算の限界の中で何をするか、それについて何らかの社会的合意があって、そうするとどこかで切り捨てなければならないことになっているのかなと思いました。それがとても合理的だけれども、同時に冷たい。コロナ禍では高齢者に対してPCR検査もあまり行わなかったようです。見舞いにも行けなかったといいます。後者は世界的ですが、高齢者が見離されたという感じは北欧諸国のなかではスウェーデンで目立ったようです。どうしてこうなったのでしょうか。

生命・医療倫理研究会有志「人工呼吸器配分提言」

実は海外での動向を見ながら日本では三月三〇日に生命・医療倫理研究会というグループの有志が、「人工呼吸器配分提言」というものを出しました（生命・医療倫理研究会有志「COVID-19の感染爆発時における人工呼吸器の配分を判断するプロセスについての提言」二〇二〇年三月三〇日 http://square.umin.ac.jp/biomedicalethics/activities/ventilator_allocation.html）。当時の専門家会議で報告されまして、国民にこういう案が出ていると広められました。ここで提案されたのは、医療崩壊が恐れられている状況でのことです。人工呼吸器が足りなくなる。人工呼吸器が足りなくなった場合に誰に回すのか。その時の判断基準を作りましょう。医師がそれに従って治療できるようなガイドライン的なものを作るというものです。

その基準というのが、生存可能性の高い人が人工呼吸器を使えるようにするとのことでした。どれだけ多くの人を救えるかとなると、そういう選別が妥当だというのです。使っている人の人工呼吸器の取り外しの可能性も事前に同意書をとっておくことにする。こちらのほうが生存可能性が高いと判断したときは、低い人から高い人へ回す。それについてできるだけ同意を取る、また、しっかりコンサルテーションを行う。倫理委員会が見ていき、記録を残す。政府がこのことを周知させるなどのことが書かれています。

これに対してすぐに障害者団体から疑問の声が上がりました。私は疑問視するのはもっともだと思っています。生命倫理の立場からの批判としては、さきほどあげた齊尾さんの論文がわかりやすいです。この提言ではふだんのがんなど「終末期」の患者への治療停止のルール、延命だけを目的とした措置はしないということから、どこで治療を止めるかの従来の基準があげてあります。それをコロナ感染症に応用する形になっています。しかし、新型コロナ感染症では回復の可能性が判断しにくいです。大いに違うのですが、どこが違うかがはっきり書かれていません。「救急・集中医療における終末期医療に関するガイドライン――3学会からの提言」（https://www.jsicm.org/pdf/1guidelines1410.pdf）を用いると書かれていますが、ふだんの治療停止と、コロナ感染症による医療逼迫の状況で「終末期」とはいえない状態でも人工呼吸器をつけないということの意味が大きく異なるのです。

「人工呼吸器配分提言」への批判

さらに、「この基準は医療状況の切迫がさらに深刻になった場合は見直されてよい」となっています。また、「救命の可能性が極めて低いとまでは言えない患者から人工呼吸器の再配分のために人工呼吸器を取り外す場合は……」となっていて、人工呼吸器を取り外す場合さえあると言っています。これは終末期に延命措置をしないという基準とはまったく違う基準に思えます。

いずれも助かるが、助かる度合いが違う。その場合、度合いが高い人へ人工呼吸器を回すとなっています。この基準は何でしょう。それから本人から同意が得られなければ家族の同意でいいとあり、かなり広く治療を止めていいように基準を広げてしまっていると思います。さらに「災害時におけるトリアージの理念と同様に救命の可能性の高い患者を優先する」と言っており、救命の可能性の比較をして高い人に回すということも書かれています。

そもそもトリアージということで選別を実施するのは、人工呼吸器を外すという明確な基準がなく、戦場とか災害現場のような特殊な状況でとっさにせざるをえないという前提でしょう。「ふだんとは異なる非常時には限られた資源の中で選ばなければならないという違いがある」ということですが、これは納得できる説明にはなっていないと思います。「あなたの生存力が低いから人工呼吸器を取ります」という風に受け取られても仕方がないようになっている。

このような提言を出された意図は、戦場で医師がどういう判断をしなければいけないのかを想像するとわかります。「見捨てること」を判断せざるを得ないという状況が予想されるからです。コロナ感染で医療機関がそういう状況に追いやられた時、判断を迫られる医療従事者にいかに苦悩があるか十分予想できます。ですので、このガイドラインはその苦悩を減らす、見捨てることの責任が医療者にかからないようにすることを目指している。しかし、それは人道的に大丈夫なのだろうか。危ういと思います。

医療関係者を優先するとか、差別に通じるような様々な基準を持ち込んではいけないと書いてあります。しかし、生き延びることができる人が生存力が高い、そうではない人は低い、その場合、前者を選ぶという基準は設けています。これはいのちの選別とか優生思想ということで恐れられているものに通じるのではないでしょうか。

長期的な見通し

こうした問題を考えるには長期的な見通しをもつことも必要でしょう。長期的に考える場合に医療資源の不足という点があります。コロナ感染症が広がる前に医療や福祉の予算を削ってきた、公衆衛生について保健所を減らしてきたとか、そういうことが今回悪い結果を招いています。ある意味、採算がとれないが、守らなければいけないいのちがあるというのが医療や公衆衛生の前提であると思います。社会で人々がともに生きていくためには、いのちの尊重という、経済的合理性だけでは判断できない価値の次元が削り取られてしまうわけです。

差別なしで治療の差し控え以上の措置、たとえば人工呼吸器の優先配分や再配分を行うことは可能なのか。他の方法では軽減できない耐え難い苦痛という条件でのみ死を選ぶことを認めるという安楽死も、その条件を守ることが可能なのだろうか。また、人工呼吸器の優先配分、再配分をしなければいけない事態が発生したとき、限られた資源の配分ということでいのちの選別を正当化できるのか。

『楢山節考』では登場人物たちは合理的ではないが、人間らしい生き方をするものとして描かれ、そこでは死を求められるのは年齢だけが基準となっています。峻厳な掟ですが、神的な掟なので破ることはできないと信じられています。これは我々が今採ろうとしている、合理的な理由による選別とは違う話ではないかと思います。

医療の変化と医学教育に求められるもの

こうした議論が行われる前提には、EBM（エビデンス・ベースト・メディシン）が強調され、適切な措置は科学的に決まってくるという考え方があります。「良い結果を得られる医療」

というのは確率やリスク評価で自ずから正しい対処が決まるとする考え方です。主観的な判断が入らないので、信頼できると考えられるのですが、この考え方が強まっていて、それは一見よさそうに見えます。

しかし、その背後には医療費を支払うためには、結果が伴わなければならないといった前提もある。何事も効率主義、効果を出すものこそ正しいことになってしまう。これは生命倫理の考え方としては功利主義に結びついていきます。「比較考量」という言葉がありますが、その際、比較の基準をすべて数量的に表せるようなものにしてしまうことになります。物事の良し悪しを数値で決める。そのような方向へ医学全体が向いていく傾向があり、それは社会が経済効率主義に傾いていることを反映しています。

一方で、医療関係者にはそのような考え方に疑問を持っている方々もいるわけです。医師よりむしろ看護師や医療関係の他の職種の人たちの方がそういうことに敏感であって、効率主義に反対する発言をされている方も多い。

医学教育を改革する必要があるのはそのとおりと思います。超高齢化社会とか重い疾患でも長く生きるようになり、必要とされる医療のあり方が変わってきています。治療の結果を出すことだけが医療の任務ではない。ケアする者の責任という観点から医者の教育を変えていかなければいけないのですが、それがあまり進んでいないということが問題だと思います。

ですが、もともと医療とは、苦しんでいる人、困っている人を助けることですから、人間についての理解を深めることが重要です。医学教育はそこへ立ち返る必要があると思います。たとえば、外科医は手術がうまければそれこそが評価の基準になる、あるいは臨床に基づく研究結果を次々に論文として出して評価される、患者や家族へのケアは他職種任せ、そういう考え方で教育していた時期もあったかもしれません。しかし、今は患者さんと人として向き合うこと、何科の医師であっても人として信頼できる応対が求められています。たとえば、患者さんが「死にたい」と言っていたら、なぜその人が「死にたい」と思っているのか、その深い孤独を察知して返答できるように、医師を育てるということでしょう。

宗教・文化の違い

こうした問題を考える際に、宗教とか文化の違いという論点も関わってきます。欧米の場合、安楽死というとまずは、キリスト教の神から授かったいのち、「神の似姿としての人間」（イマーゴ・デイ）という論理があって、自殺もいけないし、安楽死もいけないという倫理があった。それとナチスの優生学的差別や排除の経験ということがありました。これらが生命倫理の根本として意識されていました。

ところが、こうした伝統的な考え方や経験の知識が薄れてくると、受け入れにくくなってきます。特殊な宗教的な観念や歴史的経験によって、生命倫理をめぐる判断の地域による違いが出ているのかなという疑いも出てきます。日本での経験はそういう経緯と少し違います。しっかりとした判断ができているとはまったく思わないけれども、社会的に弱い人たちの経験が大きな意味があるということが強く意識される傾向が強いです。このことを我々は、この数十年にいろいろなところで経験したと思います。

一つには水俣がある。それから青い芝の会（脳性麻痺の方たちの集い）が女性の中絶の権利という言説を問い返したこともありました。これらが障害のある人や困難を抱えた人の立場から捉える視点を育てたという点で、日本の生命倫理では大きな影響がありました。さらにALSの方たちも大きな貢献があって、日本の生命倫理が独自の展開をしてきていると思います。これに関連して、たとえば立岩真也さんが『弱くある自由へ――自己決定・介護・生死の技術』（青土社、二〇〇〇年）という本をだしていますし、最近、若松英輔さんは『弱さのちから』（亜紀書房、二〇二〇年）という本を書いています。このような思想とも言え、宗教文化ともかかわる発言が出てきていることは注目してよいと思います。

第2部　「安楽死」「尊厳死」言説といのちの学び

はじめに

島薗進

緊急セミナーの第二回は、立命館大学の大谷いづみさんに加わっていただいて話し合いを進めたいと思います。大谷さんは早くから生命倫理教育に携わってこられ、その後、安楽死をめぐる言説の歴史についての論文で博士学位を取得され、立命館大学で教鞭をとって来られた方です。大谷さんはご自身、小児マヒ（ポリオ）を病まれたことがあり、両足に障害をおもちです。教育研究を天職と打ち込んでこられましたが、数年前に両足を骨折されて、車椅子がないと生活できない状況になられました。そうした障害の当事者としてのご経験を含めて、お話をいただけると思います。

また、安藤泰至さんには、京都ＡＬＳ嘱託殺人事件や安楽死が希望をもって語られるような現代社会では、実はこうした問題に無関心ではいられないような事情があるのだ、というお話をしていただきます。誰もが「殺す／殺される」という関係に入りこんでいるという自覚が必要になっているということです。皆が医療との関わりなしに暮らしていけない現代社会ですが、そこでは難しい選択を迫られることが少なくありません。安藤さんご自身もご家族を通してそういう経験をおもちですし、さまざまな理由で弱い立場にある方との交流はあり、また、自分自身がそういう場に置かれることも十分予想できることでしょう。

私からは、新型コロナウイルス感染症の流行を通して、弱い立場のいのちが見捨てられる、あるいは死に追い込まれるというような事態が世界各地で起こったこと、そしてそれに対する反省も広がってきているのではないかということについてお話ししたいと思います。ただ、日本や中国を含む東アジアにおいてはどうか。東アジアでは、マイノリティや社会的弱者に対する眼差しが弱い場合が多いのではないか、ということについてお話ししたいと思います。

今回は話の幅を少し広げ、現代社会の生きづらさを広く視野に入れながら、いのちの選別が起こりうる現代社会の問題を考えていきたいと思います。

殺される／殺すのはだれか？

安藤 泰至

今日はちょっと物騒な題をつけさせていただきました。みなさんの中に、自分が「殺される」ということについて、殺されたいとか、殺されてもかまわないという人はまずいないと思います。あるいは、自分が「殺す」ことについても、殺したいとか、殺すことに加担したいという人はまずいないのではないでしょうか。

これは有名な話でご存じの方も多いとは思いますが、第二次世界大戦において米軍で敵軍と撃ち合いになった時に、多くの兵士が敵側に向かって撃っていないという事実がわかりました。[*1] 銃口を上に向けて撃っていたりするんですね。このことは、戦闘の状況にある兵士ですら、自分が撃った銃弾で敵軍の人間が死ぬ（自分が殺す）ことにはやはり抵抗があるということを示しています。

今日お話しする「殺す／殺される」という言葉は、物理的な暴力によって命を奪う／奪われることだけでなく、「死ななくてもよいところで、死に追いやられる」という意味も含んで使っています。たとえば、過労死で亡くなった方の遺族は「夫は会社に殺された」という言い方をしますね。また、本当だったら生活保護を受けられるのに、そういう方法を教えてもらえなかったり、受けられなかったりして死んでしまった場合でも、「国に殺された」「行政に殺された」という言い方はできると思います。また、「殺される」という言葉は、実際に生命を絶たれることだけでなく、「人として」殺される、人としての尊厳を奪われてしまう事態も含めてとらえています。ネット上の心ない罵声を浴びて、実際に命を絶つ人もいるわけです。あるいは森友事件で公文書の改ざんを命じられたことで、深く心を病んで自殺された赤木俊夫さんなどもその典型だと思います。そのように人としての尊厳を奪われることで、その人の命が実際に絶たれていく、ということもしばしば起こります。

＊1　デーヴ・グロスマン（安原和見訳）『戦争における「人殺し」の心理学』（ちくま学芸文庫、二〇〇四年）

どんな人も生きやすい社会

七月二三日（二〇二〇年）に京都のALS女性の嘱託殺人のニュースが流れてきたときに、私は毎日新聞から最初のインタビューを受け、七月二六日の朝刊にそれが記事として掲載されました。この記事の最後のところで、私は次のように言っています。

「私は今回の事件が、安楽死の法制化ではなく、どんな人も生きやすくなる社会について考えるきっかけになってほしいと切に願っています」。実際にインタビューのなかで私が言ったのは、「今回の事件で亡くなった林さんのような重い病気や障害をもった人が生きやすい社会とは、どんな人にとっても生きやすい社会なんだ」ということだったと記憶していますが、記者が先のような文章にしたわけです（一応記者から原案の文章を見せられて、私がチェックしたものですから、こういう表現で異議はありません）。この私の発言について、ツイッターなどでは「『どんな人も生きやすい社会』なんてあるはずがないだろう」とか、「頭の中がお花畑の学者先生」などと書かれたりしました。

しかし、それはそんなに非現実的なことなのでしょうか。私はなにも、全員が幸せ一杯みたいな社会をイメージしているわけではなくて、もっとずっと慎ましやかなことを言っているつもりでした。どんな人も殺されることのない、殺されるかもしれないという脅威を感じなくてよい社会、そしてどんな人も他の人を殺したり、殺すことに加担したりしなくてよい社会、そういう社会を望むというのは、ある意味当然のことなのではないでしょうか。現実にそれを実現するのは難しいでしょうが、けっしてユートピアとかではなく、少なくともそういう社会を目指すということはそんなに非現実的なことではないと思います。これからお話しするように、「安楽死」というのも、いくら本人が望んだとは言え、結局はこの社会が「殺して」いる、この社会に「殺されて」いるのだと、私は思っています。それにもかかわらず、安楽死を単純に肯定する人たちは大勢いて、ツイッターや掲示板などには「安楽死を認めるべきだ」「治らないのなら死にたい人には死ぬ権利がある」「死ぬ時くらい本人の自由にさせるべきだ」「私はあのような状態になったら絶対生きていたくない」といった言葉があふれています。

なぜそんなに自信がある／ないのか?

今度、一一月三日、四日(二〇二〇年)にNHK Eテレの「ハートネットTV」で京都ALS嘱託殺人事件の特集が放送予定ですが、[*2]私は四日の方に出演します。この「ハートネットTV」のホームページには意見募集コーナーがありますが、そこでは圧倒的に安楽死を肯定するような意見が多いのが現状です。私はそういう発言を見るたびに、「なぜこの人たちはそんなに自信があるのだろうか?」「自信をもってそういう風に言い切れるのだろうか?」と感じます。その一方で、逆に「なぜ、この人たちはこんなに自信がないのだろうか?」とも思うのです。つまり、「自分がそのような状態になったら死にたい、安楽死したい」と今は元気な人が言うのですが、そんなこと、なってみなければわからないわけでしょう。もちろん同じ病気でいずれそうなることが予想できる人がそう言うならば、まだわからないでもないです。がんの患者などで、患者会には行きたくないという人の話を聞くと、やっぱり自分より病状の進んでいる人の話を聞くと暗い気持ちになる、ということはよく言われます。ただ、今元気な人がそのような重い病気や障害をもって生きている人に面と向かって、「私はあなたのような状態になったら死にたい、安楽死したい」などと言えるのでしょうか。絶対言えないのではないかと思います。つまりそういう言葉というのは、そのような状態で懸命に生きている人に対して、ヘイトと言っても言い過ぎではないような暴力性をもっている言葉だと思います。安楽死を肯定する人たちのほとんどは、そういうことにはまったく無自覚です。

こういう人たちが「自信がある」というのは、もう一つのことと関わります。つまり彼らは、自分が逆に「殺される側」「殺されることに脅威を感じる側」になるかもしれないなどとは想像もしていない、ということです。よく安楽死や尊厳死の話題が出ると、「障害者団体が反対している」といったステレオタイプの新聞記事が出るわけですが、実際そういう障害のある人たちは、自分の命が脅かされるというリアルな恐怖を感じているわけです。しかし、それはなにも「重い障害をもった人」という特別な人がいるわけではなく、人間だれしもが、いつでもそのような状態になる可能性があるわけですね。

「殺される」ということで言うと、たとえば医師が、本当はもっと苦痛を取れる方法があるのに、そういう方法を知らなかったり、あるいは病状の進行をやたら悲観的に伝えていたりすることがあります。医師が、受けられるサポートについて情報を知らなかったり提供してくれなかったために、本当はもっとサポートを受けられるのに、患者の方は受けられないと思い込んで死を選ぶということだってあるわけです。そういう医師とか医療が、患者を殺すような方向へ後押しすることもあるわけですが、「治らないんだったら安楽死を認めてほし

＊2 〝安楽死〟をめぐって（2） 鳥取大学医学部准教授・安藤泰至さんに聞く（前編）
https://www.nhk.or.jp/heart-net/article/424/、
〝安楽死〟をめぐって（3） 鳥取大学医学部准教授・安藤泰至さんに聞く（後編）
https://www.nhk.or.jp/heart-net/article/425/

い」と単純に言う人は、自分がそういうことをされないという自信、つまり十分生きられるのに絶望させられて（結果的に）殺されてしまうことにならない、という自信があるのだろうか。私は医学部の教員なのでいろんな医師を知っていますが、もちろん素晴らしい医師もたくさんいるけれども、逆だって少なくありません。そうした医師の不十分な対応のせいで、自分が殺される側に回ってしまうことはない、という自信はいったいどこから来るのか。

その一方で、それとは逆に、「なぜそんなに自信がないのか」とも思うわけです。「いざとなったらなるようになる」とは思えないのか。とても楽天的な考えと思われるかもしれませんが、家族や親しい人々の援助、さまざまな社会的サポートシステムなどがあるわけで、自分がそうした状態になった時、人として生きることを助けてくれるだろう、となぜ自信をもてないのか。また、社会や国家が、自分が人として生きることを助けてくれることはないと、最初からあきらめてしまっていていいのか。現実の社会や国家がそうじゃないとしても、それは変えていくことだってできるはずじゃないですか。

もう一つは、「他人に迷惑をかけてまで生きたくない」と言う人が結構いますね。そういう人には、「あなたは普段、他人に迷惑をかけていないのか？」と言いたいです。「そんなに自信があるのですか？」と。私など小さいころから親や教師に迷惑をかけまくってきたのを自覚しているので、そんな自信はまったくないです。逆に他人にもいろいろな迷惑をかけられたけれども、それなりに対応してきました。お互い様ではないか、という気持ちになぜなれないのか。そんなに自信がないのか。

つまり私たちは全員が、いつ殺される側になるかわからない。それは同時に、既に殺す、あるいは殺すことに加担する側にいるということです。社会に蔓延する能力主義、何かができることではじめて一人前と見なす、それだけに価値を置く社会が、そうでない人、できない人たちの生きる価値を奪い、その人たちを死に追いやっていると言えます。そういう意味では、あらゆる人が殺す側に加担していることにもなっているのです。

上原専禄《せんろく》という導き

私がこのように考えるようになったのは、一〇年ほど前に『「いのちの思想」を掘り起こす』（岩波書店、二〇一一年）という編著を出したころからです。この本は、われながら良い本だと思っているのですが、そのなかで私自身が取り上げて書いた上原専禄（一八九九〜一九七五）という思想家がいます。戦後、一橋大学の学長をしていた人ですが、一九六九年に奥さんの利子さんが亡くなって、その亡くなり方がものすごく上原にはショックで、彼の晩年の著作というのはもっぱらそのことを中心に展開されています。上原は、奥さんの死は医療過誤であり、「妻は医者に殺された」と主張するわけです。上原が詳細に記している経過を読むと、今日から見れば医療過誤とまでは言えないと思いますが、上原が「妻は医者に殺された」と言うとき、それは奥さんが当時の医療のなかで「納得できない死に方をした」「一人の人間としてきちんと扱われて死んでいくことができなかった」ということを言っているのです。

その後、上原は晩年に書いた本の中で「今の日本人は、一方ではお医者様に殺され、他方では坊さんに簡単に浄土や極楽に持って行かれている」「医者と坊主のなれ合いだ」[*3]と言っています。一九七一年に彼がやった講演の中でも「今日の日本社会においては、多少とも、虐殺されるという要素なしに単純に自然死を死んでいるということはあるのだろうか。むしろ、虐殺こそが今日の日本社会における死んでいくという、死のすがた、死の現実ではあるまいか」[*4]と語っています。この文章を読んだときに、私は本当にドキッとしました。まさにこの文章は、今の私たちの社会にもそのまま当てはまっているように思うのです。

そのように「殺す／殺される」ということを考えると、今の私たちの社会というのは、言わば、自分が「殺される側」になるかもしれないという現実を否認することで、直ちに無自覚的に「殺す側」に加担することにつながっているような、そういう社会なんだということです。その逆も言えます。つまり、無自覚的に「殺す側」に加担することによって、自分は

「殺される側」になるかもしれない現実を否認しているということです。そして、そういうことに気がつかないようにする仕組みこそが、安楽死、尊厳死を肯定する言説の本質ではないか、と私は考えています。

「安楽死」「尊厳死」をめぐる言葉のトリック

昨年（二〇一九年）私が出した『安楽死・尊厳死を語る前に知っておきたいこと』（岩波ブックレット）という本に、ずいぶんそのことを書きました。この本の特徴は、非常に言葉にこだわっているということです。「安楽死」や「尊厳死」が何を指しているかは曖昧ですが、「安楽死」や「尊厳死」という言葉は（何か固定的なものを指しているというより）むしろイメージを伝える言葉であり、それが「良いもの」だとみんなに思わせる、そういう働きをもっています。安楽死や尊厳死をめぐる言説にはいろいろ言葉のからくり、トリックがあるのです

＊3　上原専祿『死者・生者――日蓮認識への発想と視点』（未來社、一九七四年）『上原専祿著作集　16』（評論社、一九八八年）に収録

＊4　上原専祿「親鸞認識の方法」、『上原専祿著作集　26』（評論社、一九八七年）所収

ね。その中にはいろいろな嘘もありますが、嘘ではないけれども、現実のある側面だけを過大にクローズアップしたような「フィクション」もたくさんあります。たとえば「医者は、放っておいたら最後の一分一秒まで延命しようとする」などというのはフィクションです。昔はそういうことがあったかもしれませんが、今の現実とはまったく違う。そういうフィクションがまかり通っています。あるいは、この本のなかでは述べていませんが、私の他の本や論文では、私たちの現在の社会においては、人間の生命を操作しようとするある種のシステムのようなものが出来上がっていて、そういう生命操作のシステムは、その現実を隠すような言説システム、言葉のごまかしと一体となっているのだ、ということを書いています。[*5]

安楽死をめぐる言葉のなかで、こうした怪しげな言葉の例をいくつか挙げてみましょう。たとえば、「死期を早める」という言葉がそうです。この言葉は「安楽死」や「尊厳死」を定義するときに多く使われていますが、ちょっと考えてみるだけでも、非常に曖昧で奇妙な言葉であることがわかります。まずそもそも、死期なんてわかるのか、ということです。がん保険などで「余命六カ月未満」という診断が出たら保険金がおりるとか、欧米で安楽死（積極的安楽死や医師幇助自殺）を合法化した国や州には、その要件として複数の医師によって余命何カ月未満といった診断が必要なところがあります。しかし、私が直接知っている人だけでも、余命あと何カ月と医師から言われた人が何年も元気で生きていることが結構あります。「余命の診断ってどのぐらい自信がありますか」と何人かの医師に尋ねてみたことがありますが、正直な人ほど「まあ、一週間くらいならなんとかわかるけど、月単位だとほとんど当たらない」とおっしゃいます。こんなことを考えれば、死期など、それも何カ月も前などという時点ではわかるはずがないわけです。

それに、だれでもいつか必ず死ぬわけですから、殺人や自殺だってすべて「死期を早めているだけ」だとも言えるわけですね。にもかかわらず、なぜ安楽死や尊厳死を定義するのに、こんないいかげんな言葉が使われているのか、ということです。たぶん安楽死や尊厳死の定義に、「殺す」という言葉はもちろん、「死なせる」とか「死に至らせる」「死をもたらす」といった言葉すら使いたくないからではないか。つまり、本当は「殺して」「死なせて」いるのに、そういう言葉を使わないでごまかすために、「死期を早める」という言葉が使われているのではないか、ということです。

＊5　安藤泰至他著『激動する世界と宗教　宗教と生命』（KADOKAWA、二〇一八年）、安藤泰至「生命操作システムのなかの〈いのち〉――生の終わりをめぐる生命倫理問題を中心に」、香川知晶他著『〈いのち〉はいかに語りうるか?――生命科学・生命倫理における人文知の意義（学術会議叢書二四）』（日本学術協力財団、二〇一八年）所収

ついでにいうと、「死期を早める」という言葉が適切なのは、私は安楽死ではなくて、最期のときのセデーション（持続的で深い鎮静）だと思います。つまりモルヒネなどの医療用麻薬で苦痛を緩和しようとしても、どうして苦痛が残ってしまう場合があり、あと一週間か、四〜五日くらいの余命しかないというときに、最終的にそういう苦痛を感じさせないために、強い睡眠・鎮静薬で意識レベルを下げて、死ぬまで眠らせてしまうという方法が使われることがあります。これが終末期セデーションで、それによってちょっと死期が早まるということがあるようです。このような、四〜五日の命が二〜三日になるとかというレベルでなら、「死期を早める」という言葉を使ってもいいのではないかということです。それに対して、いわゆる「安楽死」というのは、そのまま延命したならあと何カ月でも生きられる状態の人が対象になることも多いわけで、そういう状況で「死期を早める」という言葉は使ってはいけないと思います。

ほかにも怪しげな言葉はいっぱいあります。「延命治療」という言葉がそうです。「延命」というのは字義通りには「命（生きている時間）を延ばす」ということなのに、何か悪いものであるかのように使われています。そのからくりについては私の岩波ブックレットに詳しく書きましたが、このコロナ禍のなかで、COVID-19による肺炎が重症化したさいに人工呼吸器を使って治療することに対して「延命治療」などという言葉を使うのは非常に危険です。

つい最近、こんなことがありました。八〇歳近い高齢者で私の大変よく知っている人ですが、コロナに感染して症状も出てきて、入院されたのです。入院されたときは熱はあったものの呼吸が苦しいとかの症状はなかったのですが、その時に「人工呼吸器が必要な状況になったら、延命治療をしたいかどうか」ということをまず聞かれたそうです。その人はあまり深く考えずに、「もう歳だし、延命治療はいらない」という感じで「いらない」という所にサインをされたと。ところが、糖尿病という持病もあったせいか、それから一週間くらいの間にどんどん症状が悪化して、このままだと人工呼吸器のある病院へ移さなくてはいけなくなるかもしれないという説明が、医師から家族にありました。ところがその時に病院側から「本人が延命治療を拒否されていますから移せません」と言われたそうです。それで家族の方がびっくりして、患者本人と何度も電話をして、なんとか説得して意思を変えさせて「延命治療（人工呼吸器）をお願いします」という方にサインをし直したそうです。結局、その方はその後、回復に向かわれて退院されたので、人工呼吸器を必要とすることはなかったのですが。

このように、医療現場で患者の意思を前もって聞いておくという形で、延命治療を拒否するような形に誘導されているんです。「延命治療」という言葉自体、先ほども言ったようにマイナスのイメージがありますから、「延命治療はいりますか、いりませんか」という聞かれ方をすると、多くの人は「いらない」と言ってしまい、結果として死を選ぶ方向に誘導されるという現実があります。

また、「治らない」とか「回復しない」という言葉もそうですね。「もう治らないなら」「もう回復しないなら」死んだ方がいいなどと言う人がいますが、もし「治る」という言葉が完全に元通り元気になるという意味であれば、いわゆる慢性疾患はすべて「治らない」わけであって、それは「死んだ方がいい」などということとはまったく違うわけです。「回復しない」という言葉も同じで、たとえ身体の機能それ自体は回復しない場合であっても、患者がその状態に慣れることによって、あるいはなにか補助的な機械を使うことによって、QOL（生活の質）がまったく回復しないわけではありません。ほかにも「意識がない」とか「末期・終末期」とか「意思決定・意思決定支援」など、安楽死や尊厳死の周りには怪しげな言葉がたくさんあります。

私はいつも「いのちの軽さ」と「言葉の軽さ」とは連動していると言っています。今、言葉というのが本当に空虚で、軽くなっています。本当は言葉が背負っているはずの多層的な現実の重みとか人間の経験の厚みが失われて、そこに意図的にかぶせられた一面的なイメージが貼り付いた言葉だけが、やり取りされ、流通しているのです。安楽死や尊厳死についての議論というのも、実はそういう薄っぺらな言葉をやり取りしているだけで何か議論しているつもりになっている、というのがほとんどではないだろうかと。そういう薄っぺらい言葉でもって何か人の生き死にという非常に重大なことを語ること自体が、実は「いのちが軽くなっている」ということではないかと思います。

三重《さんじゅう》の殺人

相模原障害者施設殺傷事件（二〇一六年）をめぐって、「二重の殺人」という言葉が使われたりしました。一つは、実際に一九人の障害者たちが殺されたこと。もう一つは、殺された人たち一人一人の死がきちんと悲しまれ、悼まれなかったこと。これは匿名報道ということに大きな原因があると思いますが、その二つを指して、彼らは「二回殺されたのだ」という言い方があったと思います。私は、それだけではなく、最初に述べた「殺す／殺される」という意味では、実際に殺される前にすでに殺されていた、つまり「人として殺されていた」という事実があったのではないか、と思います。

その意味で、今回の京都ＡＬＳ女性嘱託殺人事件（二〇一九年）も「三重の殺人」ではなかったでしょうか。林さんは「死にたい」とＳＮＳに書き込む前に、すでに「人として殺されていた」とも言えると思います。たとえば、京都新聞の報道によると、林さんは一七もの事業所からヘルパーを派遣してもらっていたということです。一七の事業所なんて、想像するだけでぞっとします。単にヘルパーの手配をやりくりするだけでも毎日気が休まる時間がないだろうし、そうしたヘルパーの中には技術が未熟な人も、文字盤を使ったコミュニケーションなどまったくできないという人もいるでしょう。しかも林さんの場合は、男性ヘルパーに入浴介助してもらうとか、本当に自分の「人としての尊厳」を傷つけられたという思いをさせられた。そういうことで、すでに人として殺されていたということです。そして、そのことによって死に追いやられた、（本人の求めによってではあれ）実際に医師によって殺された、ということです。そして、相模原事件とまったく同じように、その死がきちんと悲しまれ悼まれていないままに、事件の原因や今後の対策ばかりが語られているのが現状です。だから林さんもまた「三重に殺されている」のです。

「いのち」から学ぶ

最後に、今日のテーマになっている「いのちの学び」ということについて、少し触れておきたいと思います。「いのち」について問うたり、考えたりするときに、なにか先に「私」があって、その「私」がいのちについて問うたり、考えたりしているように見えてしまうのですが、これはある種の錯覚だと思います。そもそもまず「いのち」が先にあって、そこから「私」が生まれてきているわけですよね。そういう意味で私たちはなによりも「いのち」から学ぶという姿勢が必要だと思います。たとえば人が病気になって老いていって、亡くなっていくというのは、「いのち」の方に起こっている出来事です。それは「私」の方で計画したり、コントロールしたりすることができるものではありません。私はそうした「いのち」の出来事に学ぶしかないし、それは私一人だけのことではなくて、共に住んでいる人、共に生きている人がそこから学ぶということだと思います。京都の事件で亡くなられた林さんのような方が苦しまれていたことというのは、まさに今生きている私たちの苦しみにつながっている。林さんの死というのは、そして彼女を死へと追いやったものというのは、私たちがそこから学ぶべきものであって、それに対する対策を考えるというように、なにか解決すべき「問題」として立てられた時点で、すでにそういう一番大事なところを踏み外しているのかもしれない、と考えています。

〈間〉の生を聴く／〈間〉の生を語る

大谷 いづみ

こんにちは。大谷いづみといいます。

「中外日報」という仏教系の宗教紙に、先般発覚したALS患者嘱託殺人事件を受ける形で「安楽死」の是非を論ずる対論記事が掲載され、その中で「生かされる」という言葉が若者たちに「生の強制」と受け止められるようになっているという指摘をしたところ、島薗さんのツイッターでずいぶん反響があったようです。

この指摘は、二〇一一年に亡くなった、和川次男さんという仙台のALS患者さんとご家族を取り上げた、NHKスペシャル「〝いのち〟の言葉――あるALS患者・脳からのメッセージ」（二〇〇一年一月八日放映）に対する学生の反応の変化が念頭にありました。番組は、トータルロックトイン（全身の随意筋が動かせなくなった完全閉じ込め状態）になった和川さんが、マクトスという脳波を拾う機械で、二年ぶりにご家族との会話をとりもどしていく様子を描いています。そこで和川さんが詠まれた「生かされて　輝きをまし　詩かけた」「うちがい　家族の愛で　生かされた」という俳句を、家族のエゴで無理矢理生かされていると受け止める学生が増えている。これを、若者の生命観や死生観が変わったからか、といえば、わたしは半分YES、半分NOだと考えています。YESの方は、若者のおかれた環境が変化して死へのハードルが低くなっていること。NOの方は、生命倫理問題を是非の二項対立で問う問い方の問題。だって、一見価値中立に見えながら、実際には「自分も他者も生きること」を肯定しにくい位置に置いて、死ぬ権利はあるか、と二択で問うているんですから、問い方自体に問題があるといわざるを得ない。[*1]

タイトルにある「〈間〉の生」には、そもそも生（生命・生活・人生）には○か×か白か黒かと二分できるようなものではなくグラデーションがあること、生老病死というように「生死」には〈間〉があって、そこには何かしら「生きづらさ」があるという意味を込めました。

今日は、生殖技術と親子の絆、脳死・安楽死・尊厳死、出生前診断と選択的中絶という、

＊1　大谷いづみ「生と死の語り方――「生と死の教育」を組み替えるために」川本隆史編『ケアの社会倫理学――医療・看護・介護・教育をつなぐ』有斐閣選書、二〇〇五年、三三三‐三六一

生死をむすぶ生命倫理問題の三大テーマを高校や大学でかれこれ三五年余にわたって取り上げてきた経験とともに、私がポリオ・サバイバーであることも織り込んで、お話ししたいと思います。

なぜ生命倫理問題だったのか ポリオ・サバイバーとして育つということ

現在のコロナ禍にあたって、ポリオはワクチンによって根絶一歩手前となった成功事例として語られています。では、ワクチン開発によってコロナ禍は解決するのでしょうか。解決するとして、それはどういう「解決」なのでしょうか。

ボリス・ジョンソン英国首相が感染した際の治療に当たった医師は、「コロナはわたしたちの時代のポリオ、事前の計画が必要」とツイートしました。アフター・コロナの社会は、まだなお不透明ですが、ポリオの経験からわかることはあります。ワクチン開発で予防ができるようになり、新たな罹患・発症者がほとんどいないため、現在第一線の医師やコメディカルにとっても社会にとってもポリオは「過去の病気」ですが、治療法はありませんからポリオ・サバイバーにとっては、一生を障害とともに生きる「現在」です。中高年期に新たなマヒが出るなどポリオ後症候群を発症する場合もあります。わずかとはいえ生ワクチン被害の罹患者もいますが「過去の病気」となって、診断もポリオ後症候群を含めた適切な対処ができる医師がいなくなっているという深刻な問題に直面しています。

重度障害者として唯一無二のアメリカ大統領フランクリン・デラノ・ルーズベルト大統領のような成人してからのポリオ罹患者はごく稀で、ほとんどのポリオ・サバイバーは乳幼児期に罹患するので、ポリオは「普通」を知らないで育ちます。いつも一〇〇メートル全力疾走しているようなもので、「頑張る」のがデフォルトだから、倒れてはじめて無理していたことに気付く。私も、「いつも明るく元気で、障害をものともせずに克服してきた、期待される障害者像」を内面化して、いわば「名誉男性健常者」みたいに生きてきました。

他方で、「普通の子」と同じようになって親を幸せにしなければならないというプレッシャーがいつもありました。ポリオ罹患者は高熱と呼吸マヒを切り抜けた後、多くはリハビリで弛緩性マヒが劇的に回復するプロセスをたどります。残ったマヒの部位や軽重に幅はありますが、ある種の成功体験があるので、親はものすごく厳しく育てて自立を促します。その一方で、障害を負わせてしまったという罪責感も垣間見えるので、子どもの側もそれに応えようとする。これはポリオ・サバイバーに比較的共通した経験です。

私は、幼稚園に入園時には両足装具をつけて一〇メートルくらいしか歩けなかったそうですが、幸運にも受け入れてくれる幼稚園があったのを皮切りに、養護学校義務化前で、通学圏に養護学校（今でいう特別支援学校）がなかったことも重なって、普通小学校に就学することができました。同時に、学校や世間の価値観に対する違和感も、感じざるをえなかった。

たとえば、運動会の度に先生たちは「参加することに意義がある」という。入場行進では私が通ると保護者席からひときわ大きな拍手がおこるんですが、その直後の開会式の訓話で、校長先生が「健全なる精神は健全なる肉体に宿る」という。幼な心に、「なんかヘン」と思いますよね。

その頃、同学年に知的障害の男の子がいて、その子を囲んではやし立てる男子を横に「私はあの子と違う。あの子は知的障害だけど私はアタマは「普通」だから」と、矛先が自分に向かわないようにうつむいて通り過ぎた、そのときの卑怯な自分を、私は今でも忘れることができません。

なぜ生命倫理問題だったのか 殺す私〈ナチス〉と殺される私〈ユダヤ人〉

現在の研究につながることをもうひとつお話しします。小学生くらいから、私は、なぜかわからないままに、ナチス・ドイツとユダヤ人の迫害に強烈な関心を持って来ました。やがて、映画や小説などでナチスの優生政策と安楽死政策を知りました。高校教師になり、「現代社会」や「倫理」の授業で生命倫理問題をとりあげるようになってまもなく、知的障害者や精神障害者だけでなく、身体障害者や難病者もその対象だったことを知りました。

優生政策では、結婚と出産の奨励手当やドイツ母親十字章という名誉が付与される一方で、ユダヤ系との婚姻禁止、強制不妊と中絶、あげくに占領地から金髪碧眼の子どもを誘拐してドイツ人家庭に養子に出すことまでしています。他方、T4政策と呼ばれる安楽死政策で最初に殺害されたのは、同胞であるドイツ人心身障害者の組織的虐殺だった。

高校教師時代の内地留学先で、それまで一五年間、授業で生徒とともに対話してきた内容を集大成したような、「生と死の語り方――「わたしたち」の物語を紡ぐ」と題する最初の修士論文を書きました。提出の数日前、雪深い上越で雪かきをしているさなか、突然、ナチス・ドイツとユダヤ人迫害は、殺す私（ナチス）と殺される私（ユダヤ人）の表象であったことに気付きました。現代の生命倫理問題である、出生前診断と選択的中絶、安楽死・尊厳死は、私にとって思考実験ではなく、切実な問題だったからです。もしも障害や難病のある子を妊娠したら、私は産む決断ができるだろうか。両親や姉の苦労を間近に見ていますし、学校や世間がいうタテマエとホンネとの距離に、冷めた思いもありました。実際にその選択に追い込まれることはありませんでしたが、中絶を選べば、私が殺すのは私自身です。あるいは、あの時代のドイツに生まれていたら、私は殺されていただろうか。それとも、こんなに役に立てますとずる賢く立ち回って生き延びただろうか。小学生だったあの時、いじめられている知的障害の子の横をうつむいて通り過ぎたあの時の卑怯な自分のように、と。

つまり、被害者でもあるけれど、傍観者という加害者でもある、もっと露骨な加害者にもなりうるという実感が、安楽死・尊厳死の歴史や言説構造を研究せざるをえなくなった遠因だったと、ふりかえって思うのです。

ナチスの優生・安楽死政策と日本

ナチス・ドイツ下でのT４「安楽死」政策は一九三九年以降、ヒトラーの秘密命令により、心身障害者が集められ殺害された政策です。一九四一年までに公式報告で七万人余り、命令撤回後も医療従事者により殺害は継続され、戦争終結後までに二十数万人の心身障害者やアルコール依存症、高齢者、社会不適応者などが、ドイツの計六カ所の殺害施設に移送されて組織的に虐殺されました。T４政策の実行者は、のちに東欧に派遣され、ユダヤ人絶滅収容所のプロトタイプとなりました。しかも、T４のきっかけは、ナチ党員であった父親が、障害のあるわが子の殺害許可をヒトラーに願い出たことだった。これは、繰り返し確認されてしかるべきです。

最初の修士論文を書いている過程で、「尊厳死」という言葉が「安楽死」と区別されて用いられているのは日本に特異な現象で、欧米で「尊厳死」とは今でいう積極的安楽死や医師幇助自殺を指していることに気づきました。高校教師在職のまま、開校されたばかりの立命館大学先端総合学術研究科に進学し、日本で安楽死から尊厳死が切り分けられていく編成過程を追った博士論文「「尊厳死」言説の誕生」で二〇〇六年に学位を取得しました。

日本では、第二次世界大戦後の一九四八年に優生保護法が成立して中絶が合法化される一方で、この法律のもとで障害者やハンセン病患者が不妊手術を強制されてきたことは、近年の訴訟でご存じのことと思います。他方、まだ尊属殺人罪があったころ、「死にたい」という言葉をうけて子が親を殺害するという事件に際し、弁護側が「安楽死」だからと情状酌量を求めたふたつの裁判（成吉善事件：一九四九年、山内事件：一九六二年）がきっかけで「安楽死」という言葉が世間に知られるようになります。一九六〇年代には、兵庫県をはじめ各地で「不幸な子供の生まれない運動」という、行政が選択的中絶を前提に、胎児の障害の有無を調べる羊水検査を推奨する運動が展開されましたし、障害のある子を殺害した親に対して減刑運動がしばしば起きていました。六〇年代終盤には、戦前から産児調節運動に携わって投獄され、加藤シヅエらと戦後の優生保護法の成立に注力した医師の太田典礼が、今度は安楽死合法化運動を始めます。これにたいして、一九七〇年代早々に、「青い芝の会」という脳性マヒの人たちが「私たちは殺されて当然の存在なのか」と異議申し立て運動を展開していきます。障害を持つわが子の行く末を悲観した老親が成人した子を殺害して嘆願運動が起きるという事件も、一九五〇年代からしばしば起きていましたから、寝ている間に親に殺されるかもしれないという恐怖と不安は、青い芝の会の脳性マヒ者にとって、切実なものでした。

そういう、いわば安楽死ブームとでもいう状況のさなか、一九七五年にアメリカ・ニュージャージー州のカレン・アン・クインラン裁判が起きて、いわゆる「植物状態」にあるカレンの人工呼吸器の取り外しの可否が争われ、翌七六年、州最高裁で取り外しが認められます。この時、「朝日新聞」だけがこれを「尊厳死」という言葉を用いて報道しました。これが、日本ではじめて「尊厳死」という言葉が「安楽死」と切り分けられた瞬間です。

カレン裁判では、どのような理屈で呼吸器を外すことが認められたかを、生命倫理学史に詳しい香川知晶さんが裁判の記録を丹念に読んで、「社会の圧倒的多数がそうだと認める選択は、認められるべきだと判断をした苦しい説明」と紹介しています。

法的経験則とは、法律家が、通常のときに一般の人がする判断を、普通ならこうするはずだと推論することをいうそうです。では「一般人」が「普通」行うであろうことを推測する法律家（裁判官、弁護士、検察官）とはだれか。圧倒的多数は、高学歴で経済的にも豊かな男性で、そのほとんどは健常者です。だから法における「経験則」、法的な判断には、ジェンダー・バイアスやディスアビリティ・バイアスがかかっている。性被害における法的な「経験則」をみればジェンダー・バイアスはわかりやすいでしょう。「死ぬ権利」の法的な是非にも、ジェンダー・バイアスとディスアビリティ・バイアス、つまり障害や難病へのバイアスがジェンダー・バイアスと複合的にかかっていると考えてしかるべきですし、身体障害と精神障害、知的障害に対するバイアスの現れ方も異なるでしょう。

死ぬ権利と死ぬ義務の錯綜

イギリスで自発的安楽死協会が設立された一九三五年に遡りましょう。この年、アメリカのシャーロット・パーキンス・ギルマンという、乳がんを患ったフェミニスト文学者がクロロホルムを使って自殺しています。彼女が残した遺書には、こう書かれていました。

「どのような悲しみも苦しみも不幸も失意も、奉仕する力の残っている間は、生命を絶つ理由にはなりません。しかし、役に立てるいかなる力も果てて忍び寄る死が避けられないものと確信させられた時は、むざむざとむごたらしい死に身を任せるのではなく、穏やかで安らかな死を選ぶことは、人間の最も素朴な権利の一つです」

ところが、この遺書の冒頭には「最後の義務」とある。役に立たなくなったら安楽死することが権利であると同時に義務だというのです。このエピソードを紹介しているのは、ジョゼフ・フレッチャーです。マッカーシー旋風時に、赤い聖職者と呼ばれた聖公会の牧師で、生命倫理学史では、バイオエシックスを牽引した三人の神学者の一人と位置づけられています。彼は、その後日本でも『状況倫理』で一躍有名になりましたが、それ以前、フレッチャーは、『医療と人間』（一九五四年刊行、邦訳一九六五年）の中で自由意志と隣人愛を梃子に「権利」を装って「義務」へと反転するレトリックを繰り返しています。たとえば「共同体の幸福のために、我々は象徴的にも文字通りにも天国のために自ら進んで去勢されたものとなることができる。優生学的動機は個人倫理の領域において正当であり、実際義務的でさえある」と述べて、精神薄弱者や遺伝的病弱者への強制的不妊処置、優生学的安楽死を正当化している。つまり、権利と義務がキリスト教神学や聖書学の表現を用いてセットで語られているのです。[*2]

生死を「自己決定」する?

バイオエシックスが生命倫理（学）という訳語を得て「インフォームド・コンセント」が医療現場にも定着し、治療方針から生死に至るまで「自己決定する」のが患者の権利、ということになりました。健康であることが「普通」の自分に刻み込まれた行動や価値観もあるでしょうが、〈わたし〉のまわりには、家族や友人知人などの親密な関係に、さまざまな変数が作用しています。たとえば、結婚すれば子どもができるのが自然（だけど、血がつながらないのは不自然）だとか、幸福や不幸という有無を言わさぬ力のある言葉とか、世間体や、何より経済的条件とか。

他方、公共圏では、尊厳死言説や、「新しい優生学」と批判的に呼ばれることもある生命倫理学、あるいは限られた医療資源、社会資源、地球資源、世代間倫理、正義、天命、持続

＊2　詳細は、大谷いづみ「「尊厳死」思想の淵源――J・フレッチャーの anti-dysthanasia 概念とバイオエシックスの交錯」小松美彦・香川知晶編『メタバイオエシックスの構築へ――生命倫理を問いなおす』NTT出版、二〇一〇年、二〇七‐二三三

可能な社会といった言説がとりまいている。そういう言説構造の中で、「わたし」が選んでいることにはなっていますが、それ、本当でしょうか。「わたし」は、真空の実験室で自己決定しているわけではないのに。でも、それは自己決定だから結果は自分で引き受けてね、という自己責任論とセットです。

この言説構造が、さらに教室の場で先取りされて教育・啓蒙が進んでいます。たとえば、死に関しては「デス・エデュケーション」とか「死への準備教育」という形で、誕生に関しては、生命倫理学をベースとした生命倫理教育や健康教育、医療経済をとりあげる経済教育など。つまり、少子高齢社会のリスクをいやというほど見聞きしている中で、障害や難病の胎児は選択的に中絶し、健康な子ども、よりすぐれた子どもを生(産)み、一〇五歳で亡くなる直前まで現役で働かれた日野原重明先生のように元気な老人として老い、あらかじめ「延命」拒否してピンピンコロリと死んでいくのが正しい規範的な生・老・病・死であるかのような言説構造になっている。つまり、老いや病や障害を排除した健康至上主義の価値観にもとづく教育が啓蒙の装置として組み込まれているのです。[*3]

私は、生命倫理教育は是か非かを問うことでディレンマを考えさせる「悩ませ系授業」、デス・エデュケーションは感動の涙を誘いながら死のソフトランディングを促す「癒し系授業」と見立ててきました。でも、考えたその先、感動して涙したその先に、残るのは何でしょうか。

「安楽死」を啓蒙する

市野川容孝さんがかなり早い時期に紹介された『*Ich Klage An*（私は告発する）』というドイツ映画は、一九四一年、ナチス・ドイツのT４「安楽死」政策が公的には中止された時期に「安楽死」のプロパガンダ映画として制作されたものです。主人公のハナは神経難病で、やがて目も見えなくなり耳も聞こえなくなって私が私でなくなる。その前に私を殺してと訴えます。致死薬で殺害を実行した夫を無罪にしようと、弁護士も医師の友人もハナは病による自然死で無罪と弁護しようとしますが、夫はこれを退け、「確かに私は妻を殺した、愛ゆえに。しかし私は罪を犯したのか」とオーディエンスに問いかけて終わる、ハリウッド型のメロドラマ仕立ての映画です。しかも、映画をつくったスタッフたちは、安楽死のプロパガン

＊3　大谷いづみ「患者及び一般市民のための生命倫理教育――「パッケージ化された生と死の物語」を読み解く」伴信太朗・藤野昭宏『医療倫理教育』丸善出版、二〇一二年、一〇八－一二八

ダとは思っておらず、その是非を世に問いかけるためにつくったと考えていました。

一九七〇年代には、イギリスの脚本家が制作した『この生命誰のもの』というラジオドラマがアメリカで上演され、一九八一年に映画化されてアカデミー賞をとります。この作品は安楽死・尊厳死のメルクマールとなった啓蒙作品となっていて、日本でも劇団四季が上演権を取得して繰り返し上演しています。しかし、今やこういう設定の映画は、『海を飛ぶ夢』（二〇〇四、西仏伊）、『ミリオンダラー・ベイビー』（二〇〇四、米）、少し飛んで『母の身終《みじま》い』（二〇一二、仏）、『九二歳のパリジェンヌ』（二〇一五、仏）、『世界一キライなあなたに』（二〇一六、米英）そして日本では『毎日がアルツハイマー　ザ・ファイナル　最期に死ぬ時』（二〇一八、日）と枚挙にいとまがない。『海を飛ぶ夢』と『九二歳のパリジェンヌ』は実話を元にしていますし、『母の身終い』以降は、すべてスイスへの自殺ツーリズムが描かれています。個々の作品を丁寧に検討すれば、ケアする側とケアされる側との非対称な関係やジェンダー差、経済格差、夫婦間のDVや母と娘ならではの葛藤など、それ自体が今日的で検討すべき論点が描きこまれています。にもかかわらず、それらは主人公の死の選択を彩るエピソードとして処理されている。しばしば、頑迷で教条主義のステレオタイプな宗教者（たいていはカトリック司祭か原理主義プロテスタント）も登場します。ハリウッドをはじめとする映画界・演劇界は、「安楽死を選ぶ権利」を肯定的に描くことが進歩的でリベラルな証だと思っているのでしょうが、日本でもそれをなぞったような映画評・演劇評であふれているし、安楽死と尊厳死は異なることになっているので、苦しい説明をし続けなければならない。

映画だけでなく、テレビドキュメントもその例に漏れません。二〇一九年六月二日に放映されたNHKスペシャル「彼女は安楽死を選んだ」を見た林優里さんが、このドキュメントを見て嘱託殺人の依頼に傾いていったとの主治医の言葉が報道されています。このドキュメントに対しては、放映直後にJCIL（日本自立生活センター）という障害者団体が抗議声明を出し、自殺を推奨するものであり放送倫理上問題があるとしてBPO（放送倫理・番組向上機構）へ調査・審議を要望していますが、いずれも何の返信もないままNHKは繰り返し放送し、今もNHKオンデマンドで放映されています。ちなみに、嘱託殺人が実行された一一月三〇日は人生会議の日だったこと、その直前にSNSで人生会議のポスターが炎上していたことも気になるところです。

SNS時代に消費され・拡散される「死」

NHKスペシャルのドキュメントにもALS嘱託殺人事件にも、ネット上で共感が多く示されたことから、少し違った視点でみてみましょう。ALS患者嘱託殺人が報道されたとき、私は反射的に、ついに起こるべくして起きた、と感じました。嘱託殺人を依頼したALS患者の林優里さんと実行した医師二人はお互いに面識もなく、SNSで知り合ってリアルな接触は実行のわずか一〇分間です。他方、二〇一六年七月二六日の相模原障害者施設殺傷事件のときには、ネットで、植松聖死刑囚に対して特に若者貧困層からの共感が多かった。

私は、そこには、若年層の生きづらさが背景にあると考えています。若者たちがどういう学校生活を、人間関係を生きているのか。たとえば強い同調圧力とスクール・カースト、厳しい競争、正規でも非正規でもブラックが横行して、先の見えない閉塞感は増すばかりです。これは必ずしも貧困層だけではありません。こういった生きづらさに、せめて死ぬ自由がほしいと、「死ぬ権利」の議論が共振しているのではないかと思うのです。二〇〇六年の自殺対策法の効果か、この一〇年、自殺者は徐々に減っていましたが、若年層だけは微増してきました。韓国も同様です。東アジアの後発圏の若者は激しい受験競争と高学歴化による厳しい就職難にさらされて育っています。受験対策重視の常に正解を求められる教育が主流なこと、儒教に基づく家父長制が根強いことも共通しています。コロナ禍での経済的困窮が女性と若者の困窮とDV、自殺の増加に端的に表れてもいます。

ALS患者嘱託殺人事件が二〇二〇年七月二三日に報道されたあと、SNSやネットには「あんな風になったら死んだ方がまし」といった意見があふれました。医師の一人は手塚治虫のマンガ『ブラック・ジャック』のドクター・キリコにあこがれていたという報道もありました。一九九八年に、青酸カリを自殺願望のある希望者に渡す、ドクター・キリコ事件がありました。ドクター・キリコを名乗っていた本人は、青酸カリは自殺防止のお守りのようなものだと考えていて、実際に実行者がでたときに、本人も自殺して事件は終わっています。この二人の医師に関しては、これからいろいろなことが明らかになってくるでしょうが[*4]、とても現代的だと思ったのは、二人とも、東大を頂点とする受験偏差値学校歴に強いこだわりがあることと、お金への関心が感じられること。他方で、医師の一人はなんらかの生きづらさも抱えていたようです。彼らと被害女性がSNSでつながってしまった。

SNS上で消費拡散されるいのちについて、二〇二〇年の出来事では、リアリティ番組『テラスハウス』に出演していた木村花さんの自殺も見逃せません。花さんは、SNSで強烈な誹謗・中傷のバッシングにさらされて自殺においこまれました。そのとたんにバッシングに対する批判が起こった。かたや、三浦春馬さんら著名な俳優の自殺が相次ぎ、こちらは

＊4　その後、両医師は、医師の一人の実父を一〇年前に殺害した容疑で実母とともに再逮捕・追起訴された。詳細は今後を待たなければならないが、数少ない報道を見る限りでは、ALS患者嘱託殺人に通じる生命観が垣間見られる。

感動の対象として消費されています。つまり、いのちの語られる場所が変わってきた。その語り方・語られ方は、変化せざるを得ないでしょう。SNS上での匿名の誹謗・中傷は、計測される実数のとおりではなく、同じ人が繰り返している側面もあるようですが、単純な棲み分けで済むとも思えません。

「あんな生」／「こんな私」

安楽死にしろ尊厳死にしろ「(重い障害や病の)ある生」を無価値化し「「あんな」風になったら生きる価値がない」とみなす。これは徹底的な存在否定です。でも「あんな」という若者たちが、同時に「こんな私」ともいう。日本の若者たちの自己肯定感の低さはつとに知られるところですが、それが同調圧力やスクール・カースト、いじめやひきこもりにつながっていることはいうまでもありません。

そういう子どもや若者たちに、「ある生」は価値がない、死ぬ権利はあってしかるべき、という考え方がどういう影響を与えてしまっているのだろうか。同調圧力の中を「みんな」に合わせながら、同時に「輝くような自分らしさ」も見せなければならない。しかも、SNS上で二四時間リア充であるかのようにマウントし続けることを要求されます。これ、ものすごい離れ業を求められているんです。でも、こういう状況は若者たちだけでしょうか。実はオトナも高齢者もさして変わらないんじゃないか、そうも思うのです。

研究の世界だって、時流を見ながら激しい競争を勝ち抜いていかなければならないのは似たり寄ったりですが、「専門家」としてメディアや世間から参照されて権威を持ち、政策にも影響を与えるだけにやっかいです。これは、安楽死・尊厳死問題に限ったことではありませんが、専門職倫理・研究者倫理の根本問題として考えておくべきことの一つです。

私は、いわゆる「安楽死・尊厳死」の法制化には反対する立場です。法制化は単に実行する医師を免責するに留まらず、そういう死が規範的な死に方であるというメッセージとなるからです。「安楽死・尊厳死」を高校の授業でとりあげた一九八〇年代半ばから語るべきは「美しく死ぬ作法」ではなく、「みっともなくても生きのびること」だと考えてきました。思春期の若者たちの集まる教室には、リストカットを繰り返している生徒や、自殺願望・自死念慮のある若者たち、自死遺族が教室に一人や二人存在していることは大前提ですから。

でも、それだけじゃない。なにより自分の中に、みっともなく生きることへの忌避の念が厳然とある。脚を引きずって歩く姿が引き起こす気まずさを笑顔の鎧でごまかし、本で壁をつくっているあなた。でも、それでいい、「普通なみ」にかっこよくなんてなる必要ない、「普通」になって親を満足させ続けなくてもいい、あなたのままで生きてていい、いや生きろ、生き延びろ――本当はだれかにそう言ってもらいたかったんじゃないか、そうやって自分自身に言いきかせてきたんじゃないか。それが、自問自答を繰り返しながら、若者たちに問いかけ対話してきたことなのではないかと思うのです。私が生きてきた障害ゆえの生きづらさや親との葛藤は、今を生きる若者たちのおかれた生きづらさと地続きだと思うからです。「自分らしく、人間らしく、尊厳を持って死にたい」という願いそのものは、子どもの健やかな誕生を願うのと同様に、素朴なものです。その上で、「尊厳死」言説は、歴史的に見れば自殺肯定と地続きだからこそ、スイスへの自殺ツーリズムと呼ばれる。それを「死を選ぶ権利」と強調してきたのは、自殺を忌避するキリスト教圏の対抗言説という側面もありますが、「権利」という言葉がなじみにくい日本では、「潔い死」という日本的な美徳と結合して、「死なせる思想」につながっていきます。

日本の安楽死・尊厳死法制化運動や「死の教育」では、しばしば、武士の切腹や姥捨て伝説、特攻隊が取り上げられてきました。でも、考えてみて下さい。武士の切腹は、支配階級に許された死刑の一形態です。特攻隊も拒否することはほとんど許されなかったし、沖縄や満州では現地の民間人が投降せず集団自決した歴史があり、そこには戦陣訓の影響や日本軍の関与も指摘されています。他方、姥捨て伝説の多くは、村落共同体の危機に際して老人の知恵を頼りに、あるいは後悔して、捨てた老親を拾い直しにいくという、実際には棄老伝説でなく、養老伝説です。*5

ここで思い起こすのは、先ほどのシャーロット・パーキンス・ギルマンの遺書にある、権利と義務の錯綜です。「わたし」限定の「死ぬ権利」を求めていたはずが、いつの間にか「死ぬ義務」を自らに引き寄せてしまう。「わたし」が「死ぬ権利」を求めたのは、家族の迷惑になることを慮ってのものだったはずなのに、家族に「死なせる権利」を保障するものになってしまった。そしてそれは、家族や医師に、社会や国家の維持のために「死なせる義務」を強制するものになるのではないか。

これは「もし」という仮定の話ではなく、こういう錯綜がまさに、イギリスやスウェーデンのコロナ禍で起きたことであり、日本でも起きようとしていること、あるいはすでに起きていることではないでしょうか。

***5** Otani, Izumi, 2010, 'Good Manner of Dying' as a Normative Concept: 'Autocide,' 'Granny Damping,' and Discussions on Euthanasia / Death with Dignity in Japan, *International Journal of Japanese Sociology*, 19(1), 49-63

T4「安楽死」政策が問いかけるもの「よく生きる」とはどう生きることなのか

ハンナ・アーレントというユダヤ系の哲学者が一九六一年のアイヒマン裁判の傍聴記に「悪の陳腐さについての報告」と名付けたことはよく知られていますが、そのエピローグと追記でこう述べています。

「現代の人口の爆発的増加と、オートメーションによって人口の大きな部分を労働力の点から言っても〈余計なもの〉にする技術手段の発見とは時を同じくする。しかもこの技術手段は核エネルギーによって、ヒトラーのガス殺設備もそれにくらべれば子供のおもちゃみたいに見える道具を使ってこの〈余計な〉人口の脅威を解決することを可能にする」（ハンナ・アーレント『新版エルサレムのアイヒマン——悪の陳腐さについての報告』エピローグ、原著は一九六三年、邦訳は一九六九年、ドイツ語版を付記した新装版は一九九四年、新版二〇一七年、三七六頁）。

「ヒトラーが〈不治の病人〉の〈安楽死〉をもってその大量殺人の口火を切り、〈遺伝的損傷のある〉ドイツ人（心臓病および肺病患者）をかたづけることでその皆殺し計画を完了する意図を持っていたという周知の事実がある。［…］この種の殺害はいかなる集団にも適用できる、つまり選択の原則はもっぱらその時々の要因に応じてどうでも変わるということは明らかである」（同、三九六頁）

アーレントが『エルサレムのアイヒマン』で、障害者や難病者の安楽死政策に触れているのはごくわずかですが、後段の追記の記述は、「安楽死・尊厳死」合法化運動が内包する思想を見事に言い当てています。

T4「安楽死」政策は、日本もふくめて、一般大衆には長い間忘れられて来た歴史ですが、少なくとも、「安楽死」合法化運動を展開する側が無視できない程度には知られていました。だからこそ、米国で安楽死合法化運動を牽引したジョゼフ・フレッチャーは、安楽死に代わる言葉を生み出そうと試みましたが、これはうまくいかなかった。一九七六年に設立された（日本）安楽死協会が、一九八三年に日本尊厳死協会に会名改称したのも、ナチス・ドイツのT4政策によって血塗られた言葉となった「安楽死」という言葉を回避するためのイメージ戦略であったことは、協会設立者の太田典礼の言葉ではっきりと残っています。[*6]

人はしばしば見たいものしか見ないし、見たいものしか見えません。たとえば、ALSの方々は、発話機能を失っても、文字盤で語る、脳波で語る。語ろうとする意思、それを聴こうとする人がいる限り会話は成立します。他方で、いくら耳が聞こえても目が見えても高い知識を誇っても、それを聴こうとする人、知って理解しようとしなければ、助けを求めて挙げた声はノイズでしかありません。こういうディスコミュニケーションは、難病や障害に限らない。発する言葉、助けを求める言葉を聞いてもらえない人、その存在が不可視化されている人びと、沈黙のなかで言葉を凍らせている人はいくらでもいるのではないでしょうか。

私が現在の「尊厳死」の編成過程の歴史研究と言説構造の解析を始めた直接のきっかけは、「尊厳死という考え方が広がるにつれて、老人や重度障害者が、生きるのを気がねすることにつながるのではないか」という小さな新聞記事に対して、受講生の一人が「老人や重度障害者が社会のために自ら尊厳死を選ぶように支援し導くような社会が進化した社会である」と回答したことでした。これは私にとって大きなショックでした。私はいったい何を教えてしまったのか、と、この問いが頭を離れなくなりました。子どもや高校生がこう考えてしまう／考えさせてしまうこの社会はいったいどういう社会なのか。これは、「わたし・たち」が現にいま存在しているこの社会への問いです。同時に、ある生（「植物状態」・認知症・寝たきり・重度障害者など）をみじめな生と思ってしまう、そんな「あなた」や「わたし」は、いったい何者なのか、と、自らに問うことも必要です。

私が所属する立命館大学の子ども社会専攻の一期生の言葉を紹介しましょう。「時代や社会の違いによって望ましさが簡単に塗り替えられていく。私たちはその望ましさを操作している枠組みを科学的にとらえていくことが求められている。そうしなければ私たちはいともたやすく人権を踏みにじり他者を犠牲にできる。社会が推し進めるスローガンという安心して頼れるものに考えずに従うだけでは社会が抱えている不都合を見抜けずに、むしろ加担してしまう」。彼は現在、不登校の子どもたちのためのNPOで働いています。苦労の連続の仕事です。

次は「いのちの教育」の受講生の言葉です。「今日、私に響いたのは「ブレ」を「多面性」ととらえられるかということだ。社会について学ぶと、知る喜びと同時に「どうしようもない」その複雑さや大きさに息がつまりそうになることがある。しかもそれらは、人(私たち)のことであり、いのちにもつながっているからだ。自分も一貫性を持とうとしたり、相手がそうしようとする場面がきっとある。そこで自分が何を切り捨てようとしていたかを認められるか、相手のそのブレは何を守ろうとして生まれたものなのかを考えることが大切

＊6　大谷いづみ「「いのちの教育」に隠されてしまうこと――「尊厳死」言説をめぐって」『現代思想』二〇〇三年一一月号（特集 争点としての生命）三一（一三）一八〇-一九七

になってくる。自分のブレが何を映すのか、相手のそのブレにはどんな可能性があるのか、それこそ、その思いを「切り捨てる」ことがないように心がけたい」

ふつう、ブレないことはよいことだとみなされています。けれど、何があってもブレないのは、実は何かを切り捨てているからできるのではないかという問いかけへの応答です。実はこの時私の頭にあったのは、立派な研究をしている責任ある人たちの、実際にはそれとは真逆の言動に苦しんでいて、その苦しさを抽象化して問いかけたのです。そうしたら、この学生は、「相手のブレの中に可能性をも見いだしてそれを切り捨てるようなことがないように心がけたい」と応答してきた。これには圧倒されました。彼女は東北の故郷に戻って小学校の先生になりました。——確かに、一九八〇年代初頭の安楽死法制化をめぐって対立した太田典礼と松田道雄のそれぞれの最期を見ると、人はその主張通りに死ねるわけではないこと、そしてその「ブレ」に、人と社会の一筋縄ではいかない複雑さだけでなく、それゆえの可能性をも見いだすことができるのです。[*7]

〈問い〉を立て直す：〈間〉の生を生きる〈わたし・たち〉のために

ひとに死にたいと思わせるのは簡単です。でも、「わたし」の中には複数の「わたし」がいて、今死にたいと思った一〇分後には生きたいと思う。存在そのものを消してしまいたい、二度と目覚めたくないと思っていたはずなのに、その日見た空の碧さに救われる。自分が正しいと思った瞬間に、異なる考え方を持つ人を激しい言葉で否定する。無視する。そんなつもりはなかった、しかたなかったと言い訳しながら。あるいは、それに気づきさえすることなく。——だから、犠牲にする者と犠牲にされる者、負担する者と負担になる者、加害者と被害者、傍観者とみすごされる人——そんなにきれいに二分することはできません。

そういう思いを忘れることなく、複数の〈わたし・たち〉を跨ぎ、分断と排除ではなく、架橋し包摂する社会を築いていきたい。

私は、中度の障害を持っているわりには、順調満帆な人生を歩んできて、経歴をみればその通りです。運にも、人との出会いにも恵まれてきました。とはいえ、当然ながら困難もあり、「健常者並み」に認められるための無理も重ねましたし、その結果、二〇一二年春に過

＊7　太田典礼と松田道雄の最期の「ブレ」と「ブレ」に対する友人・知人や遺族の対応については、大谷いづみ「生きる権利・死ぬ権利——だけでなく」上野千鶴子・大熊由紀子・大沢真理・神野直彦・副田義也編『ケアという思想』（シリーズ『ケア——その思想と実践』第1巻　岩波書店　一九五一二〇一〇）の末尾を参照されたい。なお、同稿の主題は、一九八〇〜九〇年代の英米圏の生命倫理学と死生学が相補的に、年老いた人を「ケア」の名の下に死なせる論理を形成していく過程を論じたものである。

労で転倒両足骨折し、障害が重度化して電動車椅子と訪問介護を常時必要とするようになりました。なんといっても、骨折入院とほぼ同時にはじまった、予想だにしないハラスメントによって被った心身のダメージ、それから現在に至る八年余の間に奪われた時間とキャリア、研究の中断による喪失ははかりしれません。そこには「障害」と「ジェンダー」が複雑に絡み合っていて、詳細は述べませんが、いまもその被害回復の渦中にあります。でも、その、マイナスの経験からしか見えない光景がたしかにあって、そこからも学んでいくことができる。その信念が揺らいだことは、不思議なことに一度もありません。そういう私の姿から、何かを学んでくれる教え子もいるでしょうが、いまはありがたいことに、教え子たちがいつも私に力を与えてくれます。

逆に、プラスの経験で学んでしまうマイナスもあります。ずっと勝ち組で居続けることで見えなくなってしまうもの、失うものがある。見逃されることで学びの機会を失ってしまうマイナスがある。#MeTooや#WeTooも両義性をもちます。包摂のための連帯ではなく、排除のための連帯の言葉になり得るからです。受講生が教えてくれたように、ブレのなかに潜在的に潜む可能性を見いだし、今この瞬間の是非ではなく、長いスパンでものごとを見ることも大切です。そういう多層性と時間軸の中で、知恵と知識の方向性を見失わずにいたい。

転倒事故の前年に編んだ『はじめて出会う生命倫理』のあとがきで、「役に立たない者を切り捨てる社会が、役に立つ者を使い捨てにしないか」と読者に問いかけましたが、答えは、今現在起きていることを見れば明らかです。

生命倫理のトピックからは、人が痛いほど周囲の「承認」を求めていることが見えてきます。そこに交錯する期待や賞賛、気兼ね、憐れみ、侮蔑、排除。それは、家族や友人知人だけでなく、「社会」からの無言のまなざしでもあります。人は一人で生きているわけではないから、社会からのまなざしの影響を受けない個人の、組織の決定はありえません。しかし、「わたし」がその社会のまなざしを構成していることも確かな事実です。だからこそ、私たちは知恵と知識を多様な存在と生命の排除と廃棄の倫理的正当化のために使うのではなく、多様な存在である〈わたし・たち〉の生存と共生のために使いたい。必要なのは、あれかこれかの究極の選択に追い込み、追い込まれて答えを見出すことではなく、第三の道を探るための「問い」に「問い」を立て直すことです。

それでもなお／だからこそ

今回のＡＬＳ患者嘱託殺人事件でも、相模原障害者施設殺傷事件でも、「安楽死・尊厳死」を肯定する人々の背景には、迷惑を掛けることも、掛けられることも望まない社会の空気があります。だからこそ、それを途方もなく凄惨《せいさん》な方法で実行し、「迷惑な存在」となった植松容疑者（当時）を医療の領域や「社会を破壊する怪物」として自らと切り離し、排除しようとするさまざまな現象が直ちに働きました。

植松死刑囚には、数多くのジャーナリストだけでなく、およそ著名な障害当事者や障害者問題に関わる人びとが接見に訪れていて、それは彼の承認欲求を満たすだけだし、その障害者抹殺の確信的な安楽死思想を喧伝することにしかならないと、むしろ批判的でした。残念ながら、裁判は中途半端なまま、三月に死刑判決が出され、本人の意思で控訴せず、死刑が確定しました。その後、やまゆり園が抱えていた問題が次第にあきらかになりつつあり、様相は変化しています。[*8]が、状況があきらかになればなるほど、植松聖死刑囚一人を「怪物」と見立てたり、触法障害者や社会防衛論に帰して終われる問題ではないことがわかってきます。だからこそ、ここはあえて、安楽死の名の下に実行された障害者・難病者の組織的虐殺とユダヤ人虐殺の連続性を看破したハンナ・アーレントの『エルサレムのアイヒマン』の言葉で締めくくりましょう。

「先例のないことも一旦出現してしまえば、将来のための先例になるかもしれない。〈人道に対する罪〉に触れるすべての裁判が今日はまだ〈理想〉でしかない基準に従って行

なわれねばならないのは、基本的にはその理由による」（アーレント、同三七六－三七七頁）

それは罪と罰、罪と償いとは何かという、善悪をめぐるさらに深い問いを私たちに投げかけるのです。

＊8　事件が起きた津久井やまゆり園では、職員による入所者への虐待が長期にわたって行われており、それが植松の変化に及ぼした影響が公判でも言及された。その後、さらに、経営母体であるかながわ共同会の問題も指摘されている（渡辺一史「内部資料が明かす植松聖死刑囚と津久井やまゆり園の支援の実態」『創』二〇二一年八月号）。

いのちの選別をめぐって何が起きていたのか？

島薗 進

私は、この度の新型コロナウイルス感染症と結びつけて安楽死・尊厳死言説といのちの選別言説ということでお話をしたいと考えています。

トリアージという言葉をこの半年で覚えた方もおられると思います。新型コロナウイルス感染症で病院がいっぱいになり、収容できずに見捨てられるような人たちが多数出てしまっています。いわゆる「医療崩壊」です。そういう文脈でトリアージを積極的に行おうということが世界各地で起こったようです。

トリアージによって脅かされるいのち

ＮＨＫのバリバラという番組（「みんなのためのバリアフリー・バラエティー「バリバラ」」とキャッチフレーズが掲げられています）で五月七日（二〇二〇年）に生放送「新型コロナＶ７★世界テレビ会議」が放映され、その内容が番組のホームページに掲載されています（https://www6.nhk.or.jp/baribara/lineup/single.html?i=1329）。それをみると、いかに世界的に障害者や難病の方々からの反発が強かったかがわかります。

さきほどの大谷さんの話にも「包摂（インクルージョン）」という言葉があり、このオンラインセミナー中のチャットにも、そういう観点から学校の子供が包摂どころかますます特別学級に追いやられているという書き込みがありました。国連のＳＤＧｓの中でも「包摂」は重要な課題の一つとしています。

一方で「包摂」が私たちにとっても大切なことなんだという認識があると同時にそれが難しい現実がある。あるいはそれと逆行するような現実がある。そういう話が安藤さんのお話、大谷さんのお話からもあったと思います。それはまた、殺される側の経験を受け止めながら自分が殺す側に立っているという思いを持たざるを得ないということかもしれません。五月七日のバリバラの番組で「Ｖ７」これは「vulnerable（脆弱）な７人」という話がありました。世界をつないで放送が行われたわけです。

海外諸国で起こったこと

その一人は、イタリア政府コロナ対策委員会のメンバーで、車いすユーザーのジャンピエロ・グリッフォさんです。そういえば、日本では政府の対策に関わる委員会にこのような立場の方が入っているでしょうか。日本の政治に関心をもつ者として省みるべき事柄でしょう。そのグリッフォさんがこう言っています。

「イタリアではシチリアや北部の施設が厳しい状況です。亡くなった人の半数は、隔離された施設の高齢者や障害者たちなんです」「ひどいです、本当に残酷です。もし地域の中に暮らしていたら、もっと守られたでしょう。でも施設の中となると、どんな状況なのか、誰にも分かりません。障害者は見えない存在とされているのです。みんなが大変な状況の下では、誰も障害者のことを気にかけなくなるのです」

イギリス在住のジョン・ハスティーさんは筋ジストロフィーで人工呼吸器ユーザーですが、新型ウイルスに関わるトリアージ基準は、合理的な体裁を整えて登場するが、実はそもそも科学的根拠がないのだと指摘しています。

「私が嫌なのは、トリアージの基準が科学的根拠に基づいていないということなんです。まだ（新型コロナウイルスについての）データがない状況なんです。どんな人が回復するかも回復のスピードもわからない。確かに、〝助からない命に医療資源を割くのは無駄だ〟というのもわかります。でも、（助からないと）判断する根拠はなんなのでしょうか？」

さらに、インドに住み、外出できない日々の生活を動画配信しているインフルエンサー（影響力の大きい行動を行う人）のヴィラリ・モディさんも、トリアージをめぐる議論には、大きな前提が見落とされていると指摘しています。

「私たち人類は、これまでにいくつもの伝染病を経験していますよね。スペイン風邪、ポリオ、はしか、天然痘、水疱瘡、エボラ、いっぱい思いつくでしょう？　実は、パンデミックに備える時間は、これまでにたっぷりあったんです。医療資材や人工呼吸器を揃えることができたはずなのに、なんで今、足りないのか？　なぜ障害のある人や人工呼吸器を必要とする人が、〝誰が生き残り、誰が死ぬか〟、なんて話になっているのでしょうか?」

これらの発言は、新型コロナウイルス感染症が広まったことによって実は弱い立場の人がさらに弱い立場に、ひいては死に追いやられる。しかし、こういうことが見えないで起こっている、ということを示しています。これを可視化した番組だったと思います。

高齢者とマイノリティが守られない

このようなことを考えていくうえで、興味深いのは前回もふれたスウェーデンの例です。スウェーデンはロックダウンしませんでした。むしろ早く感染を広め集団免疫を作る方針を選んだという風に評されています。マスクをつけなくていいとか食事会をすることも制限しない。ただ高齢者とは接しない、高齢者の隔離はしっかりやる、重症の高齢者が発生しなければよいということです。ところがこれが成功したかどうかが大きな問題となっています。五月ころの段階でスウェーデンは死亡数も結構多い。ですがロックダウンしなかった割には、そうひどくはなっていないという議論もあります。

年齢別に見ると日本では高齢者はそれほど感染していない。けれども死亡者は高齢者が多い。スウェーデンはそもそも感染している人の割合が高齢者に多い。死者の数を北欧の国々と比べてみるとスウェーデンはだいぶ悪い。高齢者が亡くなっている。それは主に施設での高齢者です。介護施設にいる高齢者、医療機関にいる高齢者に対して救命医療措置をとらない。ここがスウェーデンの特徴で、そもそも普段から八〇歳以上は人工呼吸器をつけないのを標準とする、そういうルールになっているのです。

これは医療費節減というもともとの動機があってのシステムです。それで国民の合意が取れている。これについてスウェーデンで働く医師の宮川絢子先生は自分の義父の例をあげています。夫のおとうさんは七七歳だったが、余病があれば八〇歳以上と同じ扱いとなり、人工呼吸器をつけてもらえなかった、という経験を述べています。この基準とは何なのか。年齢ということですが、つまりは余命ということだと思います。この人はもっと長く生きていられる。そういう人には人工呼吸器をつけるということなのですね。

スウェーデンのもう一つの特徴としてはエスニック・マイノリティ、移民とか難民の死亡率が高いということです。これは生活環境が悪いところで暮らしている人たちです。アメリカでもイギリスでもこれが起こっているわけです。長期的には、社会にゆきわたる医療対策をとらない、公衆衛生対策を軽んじるとこういう結果になる。短期的には検疫や国内の検査・隔離で万全の対策をとったニュージーランドとか韓国、中国でも、手を抜こうとすれば、起こりうることです。そういう対策をとらないと特に悪くなるわけです。短期的に万全の策をとることと経済を回すことのバランスというが、経済を回すことにウェイトを置いていること自体がある種の切り捨て、見捨てる面を持っていると言えるのではないでしょうか。

病気を抱えている方とか障害のある方から見たら、怖いです。こういう考え方が通るのが現代社会です。スウェーデンは戦後も知的障害者や精神障害者への不妊処置が続いていたと思います。北欧諸国のような「ゆりかごから墓場まで」ではないですが、社会保障が整っている国は逆に社会保障の費用をどこへ回すかという問題があって、そこからいのちの選別というなことがなされやすいような、それを納得するような世論調整が長期にわたって行われてきたことが反映しているのではないでしょうか。二〇二〇年の五月くらいの段階で、盛んにそのような記事が出ていました。

東アジアではどうか?

以下はこのセミナー開催時点（二〇二〇年一〇月一一日）でわかっていることです。新型コロナ感染症は中国の武漢から始まった流行ですが、その後、東アジア諸国は死亡者数が比較的少なく抑えられているのに対して、欧米諸国は感染者数、死亡者数とも数十倍あるいはそれ以上、多くなっていました。これはどういう要因によるのか、まだよくわかっていません。東アジアではすでに新型コロナウイルスに対する免疫が広がっていたのではないか、手洗いやマスク着用の習慣や身体接触を避ける文化が影響したのではないか、等々、さまざまな推測がなされていますが、推測にとどまっています。文化比較的な観点からは、集団的な規律や統制や協調になじみやすい文化傾向が、流行の抑制にプラスに作用したのではないか、と考えてみることもできるかもしれません。

ここでは、国ごとに算出される感染者数や死亡者数の違いという点にではなく、各国でどのような人たちが死亡したり病苦に苦しんだか、また経済的な困難を被ることになったかという点に注目します。

高齢者や基礎疾患のある人々が死亡する傾向が高いことは度々報道されています。これは世界共通の傾向です。ところが、東アジアではあまり注目されていませんが、欧米ではしばしば報道されているのは、貧困層に死者が多く、人種やエスニシティで少数派の人々の死者数が多いということです。米国、イギリス、スウェーデン、ブラジルなどで、アフリカ系、アラブ系、アジア系、インディオ系などの非白人に死亡者が多いことが報告されています。経済的基盤の弱い人々、差別的な処遇を受けがちな人々が、感染症の被害を受けやすく、あるいは感染症からの回復のための措置を受けにくい傾向があるとされます。

植民地主義から現代のグローバル経済に至る道を切り開いてきたのは、英米のアングロサクソン文明です。ところが、その英国と米国でCOVID-19は猛威を振るい、両国は人口当たりで多数の死者を出した国々のリストの上位に位置しています。そして、この両国で差別と格差に由来する国の分断と混乱は、深刻さを深めています。新自由主義を牽引してきた両国で、福祉や医療が届かず死んでいく人々が多数出ました。

一九八〇年代に米国のレーガン大統領、英国のサッチャー首相によって先導された新自由主義が掲げてきた「小さな政府」の政治の破綻が露わになったとも言えます。市場経済にできるだけ多くを委ね規制をしない。医療や福祉にできるだけ公費を投入しないなどが基本的な理念です。日本も中曽根首相の時代からその傾向を強めており、小泉首相や安倍首相の時代にそれが徹底されていきました。

経済的社会的な弱者が目立ちにくい中国や日本

では、東アジアでの新型コロナ感染症の影響は、こうした問題にどう関わっているのでしょうか。格差の拡大、貧困層やマイノリティの苦難という事態が進行しているのでしょうか。韓国や日本や台湾では、そのような事態はあまり注目されていないようです。しかし、これらの地域でも、ロックダウンやそれに準ずる経済活動の停止や抑制が行われたことにより、さまざまな形で損失を被り、これまで以上に社会的に周辺的な地位に追いやられた人々が出ています。

東アジアとは言えないが、シンガポールでは外国人出稼ぎ労働者の間で感染が広まり、死者数が増大したとされます。一方、中国では農村部からの出稼ぎ労働者である億単位の農民工が職場を離れたとされます。これと似たことは日本でも起こっているのではないでしょうか。零細な事業者や非正規雇用の人たちは、これまでにも増して厳しい環境に置かれることになりました。倒産企業は増大していますが、それは零細企業に集中しており、失業による苦難も低賃金層に厳しく作用しているようです。

ただ、中国や日本では、欧米やシンガポールと違って、このような経済的社会的な弱者が目立ちにくい構造になっているようです。そのような立場の人が連携し合って、地位向上のための声を上げるということも起きにくい。欧米社会では植民地主義の過去を背負って、国内の格差が典型的には人種・エスニシティの違いとつながって明確に現れます。そしてそれは是正すべき社会的公正の課題として意識されやすいのです。これに対して、東アジアでは格差により被抑圧的な立場に置かれている人たちが可視化されにくい。新型コロナウイルスによってもたらされる経済的な打撃はリーマンショック後のそれを超え大きいとされますが、東アジアでは是正すべき社会的公正の課題として意識される度合いも弱くなると考えられます。

ホセ・ムヒカの捉え方

ウルグアイの元大統領、ホセ・ムヒカは「毎日新聞」の二〇二〇年六月二日号に掲載されたインタビュー「「人生は富を築くだけのものなのか」〝世界一貧しい〟元大統領がコロナ禍で問う価値観」(https://mainichi.jp/articles/20200602/k00/00m/040/173000c) で、以下のように述べています。「コロナ危機で最も影響を受けるのは、中間層の下層に位置する人たちだ。彼らは貧困層に転落して生活が苦しくなり、貧困人口全体が増えるとみられている。近い将来、格差是正を求めたフランスの反政府デモの象徴「黄色いベスト」を着け、声を上げる動きが各国で強まるだろう」。

また、以下のようにも述べています。「中南米各国は世界的に見ても貧富の格差が激しい。しかし、コロナ禍を機に貧困層を中心に強い連帯感が芽生え、助け合いの精神が広がった。その日の食事に困らないよう炊き出しや食料配給などの取り組みが貧困層の中で自発的に行われている。(理由の一つは) コロナ禍で自宅にいることが増え、今まであまり考えなかったことを考える時間が増えたからだ。自分は幸せなのか、人生や運命とは何か、と自らを見つめ直す時間だ。以前は仕事や睡眠に時間を費やし、自分の存在意義について振り返る余裕はあまりなかった人が多いだろう。思索を通じ、個人が社会や集団での役割を認識し直し始めている」

このインタビューが行われたときには、米国でアフリカ系住民が警察官によって首を押さえつけられ「息ができない」とうめいて死亡した事件への抗議の運動はまだ知られていません。この事件への抗議から起こったブラック・ライヴズ・マター（Black Lives Matter）の悲しみと怒りのデモが世界に広がっていきます。この声は、「弱い立場のいのちを見捨てるな」というコロナ禍の中から湧き上がってきた声とも重なり合っていると捉えることができます。こうしたときこそ、政府が「いのちを守る」立場で力強い政策を打ち出すべきときでしょう。人口わずか三五〇〇万ほどの国の格差是正に努めてきた元大統領の発言が、世界の未来を照らすように感じられる時代となっています。東アジアは先頭を走っているつもりで、実は大きく遅れをとっているのかもしれません。

世界的に弱い立場の人たちに感染が多い。そのような状況でも対策を講じない国が多い。こういうことがこれまで安藤さん、大谷さんが述べてきたような、若者たちが自分たちのいのちが尊ばれない、なくてもいいと処遇されるというように感じるということに関係しているのではないか。そのように考えています。

いのちが脅かされているということ

安楽死や死を前提とした選別にひかれるような文化土壌が日本にはあるのかもしれない、といったことも考えておく必要がありそうです。日本では殉死や切腹、あるいは心中というように、潔い死の強い伝統があると思います。一方で、現代社会では、いのちは自分のものだという何か大きな錯覚があります。生きることの中には自分の力だけではない要素が大きい、人とともにある、あるいは与えられている、恵まれている部分があってこそ自分のいのちがある、そういう感覚がありましたし、今も残っています。そういう意識があるからこそ他者との連帯が可能になり、謙虚になれるとともに、欲望に囚われずに自由でありうる。そうしたいのちの理解が重要ではないかと思います。

ところが、現在の生命科学の技術は、どんどん「いのちをつくる」ことができるもの、選別するとか、自分で選んでよいもの、死んでいくのも自分の意思でするものと感じるようになっています。いのちをこまぎれにして処理できるものにしてしまっている。それは大きな間違いではないかということが一つあります。個々のいのちはそれぞれ固有でかけがえがないということと、一人で生きているのではなくてともに生きている——この両者は矛盾しない、いやむしろ深くつながりあっているのではないかと思います。

にもかかわらず、生き延びるための訓練に勝ち残ることこそ価値があることだと考えざるをえない社会になっています。これは、私なりの言い方をすると「ともかくあなたの居場所はありません。あなたには関心ありません」というメッセージが常に飛んでくる社会でもあると思います。それぞれの人がそのままに生きていて、その人なりの場所があることが、そもそも難しくなっている。存在することそのものにネガティブなメッセージが飛んできやすい社会、それが常態化している社会だと思います。難病の患者さんや障害者のおっしゃっていることが、本来傷つきやすい存在である健常者の心にも響く——そういうことではないかと思います。

いのちの選別とその歯止め

今、出生前診断がどんどん広がっています。それは染色体異常を見つけるのが主な目的です。また、体外受精をして、さらに早い段階で染色体異常だけでなく、病因となるような遺伝子も見つけて、受精卵を選んでしまおうという着床前診断も急速に広まっています。流産しやすい受精卵とともに、遺伝性疾患を受精卵の段階で見つけて、好ましくないとして機械的に排除してしまおうということです。わざわざ体外受精した卵を遺伝子検査をして、健常な子どもが産まれるように選び出す。これが着床前診断です。

日本産科婦人科学会が「重篤な遺伝性疾患」ということで限定して認めたのが一九九八年で、その方針のもと、二〇〇五年にデュシェンヌ型筋ジストロフィーだけが認められました。今やそれをどんどん広げようとしている。二〇一八年くらいから急速に広がってきています。しかも、人工中絶をしなくてよいから出生前診断より好ましいので、もっともっと促進しようと考えている医学者や産婦人科医が多数いるということです。自分の子供は遺伝性疾患で苦しむかもしれない。そういう心配をしている障害者や難病の因子をもつ方が、着床前診断を選ぶということになるわけです。そうなると障害を持った人や難病の人はいない方が良い人たちであり、生きているのはまちがって生きているのだというメッセージが、当然の規範のようになってしまう。だから、息が詰まるという抗議の声もあがっているのではないかと思います。

私自身もいのちの選別をどんどん広げていくことになる着床前診断は、最大限慎重でなければいけないと考えています。ゲノム編集で人の子をつくるというのも、すでに中国の科学者がやってしまいましたが、二〇一八年に報告されると、まだ安全でないからダメということになりました。ところが、将来的に許容できると考えている科学者は多いのです。しかし、これも最大限慎重に進めるべきで、非常に重篤な場合に限って認める可能性があるというような感じで考えていくべきことだと思っています。どこかでこれ以上は進めてはならないということを明確にしなくてはならない。人が自分たちの都合で選んでいいものとそうでないものがある。いのちは人のものかということにかかわってくる話だと思います。

ディスカッション

島薗　安藤、大谷、島薗の三人の話の照らし合わせから始めたいと思います。まず安藤さんからお願いいします。

安藤　大谷さんのお話の中で一番印象的だったのは、「私もあなたも、いろんな複数の私（あなた）であるということ。殺される側の私（あなた）、殺す側の私（あなた）、それが常に一緒になっている」ということでした。まさにその通りだと思います。

　ところが、通常はそのうちの一方ですら意識できないような状況があって、何か重大なことがあってはじめて、どちらか一方を意識するが、そのことでかえって、いのちがもっている可能性がシャットアウトされる。悩んで悩まされた先にはそういう一面的な見方ばかりが出てきてしまう、という現状があるように思いました。

　もう一つは、安楽死、尊厳死の問題と出生前診断の問題はまったく相似形というか、つながっているということです。たとえば「優生思想」とか「いのちの選別」といった言葉をどういう所で使うかについて、いろいろな意見があって、生まれる前の選別については使ってもいいけれど、安楽死、尊厳死のように自分が将来そうなったときの問題について、そういう言葉は使うべきではないという論者もいます。でも、私はそれは違うと思っています。優生思想の定義はとても難しいのですが、私は優生思想というのは「人」を選別しているのではなくて、ある種の「生のあり方」を選別しているのだ、ととらえています。（今はそうではない人が）自分がこれこれこういうようになった時には、もう生きる価値がないと決めつけるのは、そのこと自体が「生のあり方」を選別していると思います。私は「いのち」という言葉を具体的に広い意味で使っていますが、「私」というのはそもそも「いのちの一部」でしかありません。

東本願寺の垂れ幕になっていた標語で「今、いのちがあなたを生きている」という言葉がありました。宗教とか仏教とか親鸞の教えを知らない人でも、この言葉はとてもピンとくるという人が結構いるようです。つまり、私が今生きているというのは「いのち」の一部であって、その全部を私が知っているわけではないし、私がコントロールできるわけでもないんですね。本当に私が死にたいと思っても、それはいのちの大きな流れの中でそう思っているだけで、ひょっとしたら明日は変わるかもしれない。次の瞬間に変わるかもしれない。誰か違う人と出会ったら、また違う意味が与えられるかもしれない。今日一日、明日一日生きることで、何か違ったことが起こるかもしれない。そうしたこと全部が「いのち」の働きだと思うんです。子どもを産む場合でも、こういう子どもが生まれてきたらどうしようかと考えている時点での自分と、実際に子どもが生まれてきてからの自分とは違うはずです。子どもが生まれてきて、今回のテーマでもある「いのちの学び」が起こる。新しい命と出会って、そこで自分が何かに変わる可能性がある。出生前診断をめぐっても、こういう「いのち」の現実のあり方を否定することの中に問題があるのではないでしょうか。私は出生前診断で中絶することを全面的に否定するものではありませんが、そこをみんなが考え直さなければいけないと思います。自分はいつでも変わり得る。いのちは自分がつくったものではないから、自分が変わる可能性を含めて「いのち」があると思っています。

大谷さんのお話から、そういうことを考えました。

島薗　最後のところは「生かされている」のもとの意味に近い。受動性の中でこそ、能動性もあるというようなことかなとも思いました。マイケル・サンデルは「ギフトとしてのいのち」という考えは宗教を超えて理解できるはずのものだと言っています（『完全な人間を目指さなくてもよい理由——遺伝子操作とエンハンスメントの倫理』ナカニシヤ出版、二〇一〇年）。

大谷　私は「三重の殺人」ということが、心に響きました。「その死がきちんと悲しまれ、悼まれていない。原因探しとか今後どうしたらいいのかという所に消費されている」というのは、本当にその通りだと思います。私が今日話したこともそれにつらなる側面を持っていますから。

私の今日の話は生命倫理教育にも死への準備教育にも批判的ですが、他方で、看取りはとても大事なことです。自分自身の最期を迎えることも見送ることも、宗教がその役割を果たして来ました。だからこそ、宗教文化が難病者や障害者、高齢者を死なせる方向に導いてしまう危うさも持っている。一九三〇年代に設立された英国、米国の安楽死協会設立者には、英国教会やユダヤ教の高位聖職者や自由主義神学者等、進歩派の宗教者が名を連ねていました。いまも、同じことが別の装いで起きているのではないでしょうか。

それから、島薗さんがお話しされた、コロナ禍のスウェーデンで起きていること、イギリスで高齢者施設にいる死者がカウントされなかったことなどは、福祉国家の優生政策の現代版ではないかという気がします。スウェーデンは一九七〇年代まで障害者の優生学的な強制不妊手術が続いてきた国です。日本では、高齢者施設のクラスターは話題になりますが、訪問介護を必要とする重度障害者や難病者、それをサポートする介護職の人々のおかれている劣悪で過酷な条件への目配りはあとまわしです。京都ＡＬＳ患者嘱託殺人事件についても介護職の人たちの置かれている状況との軋轢もあるでしょう。私自身も訪問介護を週四回受けていて介護崩壊リスクの渦中にありますので、人ごとではなくそれは切実な問題です。

島薗　真宗大谷派の言葉で「今、いのちがあなたを生きている」。これは阿弥陀仏の本願の中に私たちはいる。例えば「南無阿弥陀仏」と自分で唱えるのではない。南無阿弥陀仏がいのちのもとにある。それが一人一人のいのちの中に現れる。これが「生かされている」という言葉の、日本の文化の中のもとの意味でした。

それが今の若者にとっては「生きたくないのに生かされている。こんなつらいところでなぜ生きなければいけないのか」という受け止め方になっています。生きづらい社会、孤立しやすい社会、傷つきやすい社会の難しさでしょう。複雑な社会でいつも「貴方は必要ではない」とか、「貴方は私に関係ありません」とか言われていると感じる。つまり存在を無視される。居場所を奪われると感じるのではないでしょうか。こういう経験がどんどん広がっていて、若者は特にそういうものを受け止めてしまいやすい。そういう状況の中でいのちを軽んじる言葉が飛び交っているように思います。

そのことを踏まえてどうすればお互いのいのちを重く受け取めるような関係をつくったり、そこにいてよいと感じられる居場所をつくったり、言葉のやり取りができるような形をつくっていけるのかが現代社会の大きな課題です。

エッセンシャルワーカーとかケアワーカーというのがコロナ禍で注目されるようになったことが大きな変化だと思います。これはイギリスで目立ったことで、ヨーロッパでもそういうことがあって、アメリカでは同時期にブラック・ライヴズ・マターの大きな運動が起こりましたが、その中に同様のことが入っているのではないかと感じています。ニューヨークあたりでも黒人が一番コロナ感染症による死亡率が高いと伝えられました。また、コロナ感染症の一つの大きな問題として、死者を送れないとか、亡くなっていく高齢者の近くに行くことができない。さらにお葬式さえもまともにできない、ということがあります。死者の尊厳にふさわしく看取り、または送る、別れることができないということも今回、大きな問題となっています。それを償うような意味合いが感じられる事柄として、ブラック・ライヴズ・マターを見ることもできるかもしれません。例えば大坂なおみさんはマスクに七人の名前を書いた。その中には悼む、悲しむことさえも奪われているような状況を何とかしたいという気持ちが入っていた。

エッセンシャルワーカーとかキーワーカーというのをイギリスの人類学者で亡くなったデヴィッド・グレーバーはそれこそ大事な仕事だと。そもそも社会というのは人がケアしあうから社会なのですが、そのケアを担っているのがエッセンシャルワーカーです。しかしそのエッセンシャルワーカーを報酬や待遇で軽く扱っているのが現代社会です。ブルシット・

ジョブというのですが（『ブルシット・ジョブ――クソどうでもいい仕事の理論』岩波書店、二〇二〇年）、どうでもいい数値化の作業や合理性にかなう書類作りに多大な労力を割いて、そういう所に高い報酬がいくシステムが現代資本主義経済のもたらすところです。こういう認識がコロナ感染症の流行の中で欧米を中心に共有されています。そこへいくと東アジアは欧米と比べて死者数が少ないということもありますが、死者のいのちが軽くなっていることもそこで起こってしまっているのではないか。中国がコロナ感染症制御ではうまくいったといわざるをえない。統制国家が一番うまくいったわけです。逆に、そこから学ぶべきことを見失わせてしまっている可能性もあります。

安藤　私は、「死んだ人」とも「いのち」はつながっていると思います。それは、よく言われるような意味、つまり単に「心でつながっている」とか「思い出のなかでその人が生きている」といったことではありません。たとえば私は、二〇代のときに父も母も亡くしたのですが、それからずっと、自分が四〇歳になった時、五〇歳になった時などの節目節目で、父がその年代だった時のことを思い出します。そうすると、すでに死んだ人であるにもかかわらず、私にとって、父という人間が変わってくるんです。それまで私が父だと思っていた私の中の父親のイメージが、私が年を取ることにより、「ああ、あの時にあんなことを言っていたな」という具合に忘れていたことも思い出したりして、父がこれこれこういう人だった、という像が私の中で変わっていく。これは、父という死者との間で、私は対話をしていて、父が生きている時からずっとそれが続いているのではないかと思っています。なぜそのようなことが可能だったかというと、やはり共に生きていた深く濃い時間があって、そこから出てきているのではないでしょうか。そういう意味では、まだ生まれていない子どもだって、その子ども（胎児）と対話することはできなくても、実際に身ごもっている女性とかその子の父親とみなされる人とは、すでにいのちはつながっていると思っています。

大谷　T4「安楽死」政策は、欧州の第二次世界大戦とともにありました。医療技術と生命倫理学の歴史は戦争と切っても切れない関係にありますが、私が教師になりたての頃の、とても印象に残っている生徒の言葉をお伝えしたいです。「先生には気が狂っていると思われるかもしれないが、僕は戦時中に生まれたかった。そうしたらもっと手ごたえのある人生を送れたのに」という言葉です。戦争を生きぬいてこられた世代の人たちには、とんでもない甘えと見えるだろうと思うのですが、少なくとも三〇年前の高校生は、「気が狂っていると思われるかもしれないが」という留保をつけました。いま、この留保はありません。

その一方で、スクール・カーストと同調圧力の学校生活は、いまの若者にとって戦場そのもの。長い休み明けにどれほど多くの子どもたちが自死への誘惑にさらされているか。それが今の子どもたち、若者たちが生きている現実です。

教育現場はすでにブラック企業と言われて久しいです。残業時間はコロナ禍以前から過労死レベルを超えていますし、良心的であろうとすればするほど、疲弊してバーンアウトしていきます。心身を病んで休職・離職に追い込まれている実態がようやく知られるようになりましたが、自死に追い込まれる教師のことはほとんど報じられません。福祉の現場でも似たようなことが起きている。

他方で、両足骨折とほぼ同時に起きたハラスメントの後遺症で病欠を繰り返したこの八年余、かけつけて励ましてくれたのは、かつての教え子たちでした。彼らこそ、多かれ少なかれ、ブラックとなったこの厳しい時代を、それぞれの現場で生きぬいている希望の存在です。だからこそ、若者たちの生きがい、やりがいを搾取し、使い捨てて社会を回すのではなく、「役に立つ」とはどういうことか、人が物理的にも精神的にも、孤立せず・孤立させずに支えあう社会や制度はどうあるべきかを具体的に考えていくことが必要なんです。第二、第三の相模原事件、ＡＬＳ患者嘱託殺人事件を生み出さないために。

第3部

「死」へと追い詰められる当事者たち

はじめに

島薗進

緊急Ｚｏｏｍセミナー「いのちを語る」の三回目です。

今日、一二月二〇日（二〇二〇年）の主題としては、当事者の立場を重視しながら安楽死、尊厳死という問題、また、「いのちを見捨てる」ことに通じるトリアージの問題を考えていきたいと思います。

ゲストスピーカーとして児玉真美さんにおいでいただきました。重度の障害を持ったお嬢様の母親の立場から、三〇年間、この問題を考え続けてこられました。児玉さんが注目して詳しく紹介されたものに「アシュリー事件」（Ashley Case）というものがあります（児玉真美『アシュリー事件――メディカル・コントロールと新・優生思想の時代』生活書院、二〇一一年）。一九九七年にアメリカで生まれたアシュリーという重い障害をもった子どもが、発達をとめる医療措置をされたという事件です。その後も、海外の安楽死や強制的治療の中止など、現代医療のあり方について、情報を集めて紹介されながら、障害をもつ人、またその家族や支援者の痛みや悩みについて発信して来られました。

最近では『殺す親 殺させられる親』（生活書院、二〇一九年）という題の本を出されています。恐い題の本ですが、子どもが障害者であったり、難病にかかっていたりすると、このような状況に追い込まれるということが書かれています。今、世界各地でそのようなことが起こっているということです。たとえば、この一〇年間で安楽死の肯定ということがどんどん増えている。そこには「無益な治療」論というものも関わっています。治癒しない、改善しないのなら治療しない方がよい、死に至るのを待つのみ、とこういう考え方が広まっています。児玉さんはそのような状況の変化を、当事者としての立場から、世界の状況を調べつつ描いてくださっている方です。親が子どもを殺さなければならないところへ追い詰める社会を生き延びていく、こういうことを考えてこられた方です。

今日の進め方として、児玉さんのお話の前に、まず安藤さんから「当事者とは何か」ということを、そして児玉さんから「当事者としての親」ということをお話しいただき、その後、私がコロナ禍でのトリアージについて少々述べ、その後、やり取りをする、そのような手順で進めていきたいと思います。

生命倫理問題における「当事者」の再考
——いのちを守るとはどういうことか？

安藤 泰至

みなさん、こんにちは。今日のテーマは「『死』へと追い詰められる当事者たち」ということですが、私はこの「当事者」とはいったいなにか、ということを考え直してみたいと思います。

「当事者」とは誰のことか？

「当事者」という語を国語辞典で引きますと、①その事柄に直接関係している人、②訴訟において直接関与する人、などと載っています。私の話は、生命倫理問題における「当事者」についてですが、狭い意味では、患者などが「自分の生活・人生の主人公は自分だ」と強調するような場合に使われる言葉で、その人の人生はその人によってしか生きられない、という意味での当事者です。広い意味では、問題になっているような医療とか研究によって大きな影響を受ける人々はみなそれぞれが「当事者」性をもっていると言えます。こういう観点からは医師や医療者をはじめ、家族、同じ病気の患者や将来の患者など、多様な人々が当事者性をもっていると思います。それに加えて、安楽死問題などもそうですが、生命倫理で論争になっているような事柄における対立する意見の主張者には、先の②のような「紛争における当事者」という意味合いもあるかもしれません。

それでは「当事者」と対になる対立項は何でしょうか。それはさまざまで、文脈によっても異なってきます。たとえば「当事者」に対して、「部外者」「援助（支援）者」「専門家」などの対立項が挙げられます。医療の場合、医師をはじめとする専門家に対して、本人と家族を両方含めて当事者と考えられる場合もありますが、本人と家族の利害が一致しない場合は、家族は、当事者である本人とは違うということになります。

医療について「当事者」という言葉が使われる場合のニュアンスとして、二つの方向性があるように思います。一つは、当事者のことは当事者にしかわからないのだから、当事者が決めるべきだ、非当事者が余計な口出しをすべきではない、といった主張です[*1]。医療における「患者の自己決定権」がまさにこれで、一種の反パターナリズム（当事者ではない医師に自分のことを勝手に決められてたまるか、（ということ）で、生命倫理学の基本的な考え方といってよいと思います。もう一つは、当事者のことを共感的に理解し、当事者に寄り添うべきだ、というような語られ方ですね。つまり当事者の経験、感情への理解や共感に基づいた医療やケアの追求という方向です。

今回のテーマ『「死」へと追い詰められる当事者たち』は、講師三人が相談して決めたのですが、そこでいう「当事者」とはどういう人なのでしょうか？　普通に考えれば、重い病いや障害を抱えている人や、高齢者が死に追い詰められるというのは理解しやすいでしょうが、そんな単純なものではありません。前回のセミナー（第二部）で私が話したことは、私たちはみんながいつ「殺される」側になるかわからないということ、そしてそれと同時に既に「殺す（殺すことに加担する）」側にいる、ということでした。特に能力というものが生きる価値の非常に重要な部分を占めている社会において、すでに私たちは殺す側、殺すことに加担する側に生きています。命を（自ら）絶ったり、絶たれたりする、あるいは絶たせる、絶つことに加担する、そういうことについて、実はすべての人が当事者であり、「当事者ではない人」などいないのではないか？　すごく大きく言うと、こういうことになるのではないかと思います。そういう社会のなかで、より弱い当事者、より見えにくい当事者、より逃げ場のない当事者が、文字どおり「死」へと追い詰められて自分自身の命を絶つ方向へ行く、あるいは自分は殺したくないのに殺しに加担してしまうような状況に追い詰められていく、ということです。

「安楽死」事件とゲノム編集?

今年（二〇二〇年）の七月二三日、京都ＡＬＳ女性嘱託殺人事件の報道がありました。たまたま私のところに取材が集中しまして、その後、テレビとか新聞、ネット上で私もいろいろな発言をしました。最近では、一一月三日、四日にＮＨＫ Ｅテレの「ハートネットＴＶ」で二日間にわたってこの事件をめぐる特集番組があり、その二日目に私や、次にお話しされる児玉真美さんも出て、コメントをしました。

＊1　この点は障害者運動にも共通している。「当事者主権」という概念（中西正司・上野千鶴子『当事者主権』岩波新書、二〇〇三年）、「私たち抜きに私たちのことを決めないで（Nothing about us without us）」という有名なスローガンはまさにこのことを表現しているが、そこで「私」ではなく「私たち」という言葉が使われている点は、生命倫理学や患者の権利運動のそれとは異なる性格を示すものである。このことについては、アリシア・ウーレット（安藤泰至・児玉真美訳）『生命倫理学と障害学の対話――障害者を排除しない生命倫理へ』（生活書院、二〇一四年）を参照されたい。

これに比べると目立たないので、ご存じない方も多いと思いますが、日本学術会議哲学委員会の「いのちと心を考える分科会」で、八月四日に「人の生殖にゲノム編集を用いることの倫理的正当性について」[*2]という提言を出しました。私も島薗さんも、その分科会のメンバーです。ゲノム編集というのは遺伝子操作の新しい画期的な方法で、実際に二〇一八年暮れに中国の研究者が、ゲノム編集技術を使って子どもを作ったということを発表しました。遺伝子操作をして子どもを作るということを、そもそもやってよいのかどうか。そのために私たちはどういうことを考えなければいけないのかということについて、主として人文系の研究者を中心にこの提言を出しました。

一見、京都の事件とゲノム編集の問題はまったく別の話に見えます。ところがそこに「優生思想」とか「いのちの選別」といった補助線を引いてみると、この二つが実は同じ問題の表と裏のようなものだということが見えてきます。つまりゲノム編集の問題は「このように生まれてきた方がよりよいだろう」という「よい出生」についての話です。優生学や優生思想は英語ではeugenicsといいますが、これは「よい生まれ」「よい出生」という意味です。これに対して安楽死（euthanasia）というのは、まさに「よい死」という意味です。こんな状態で生きているのは「悪い生」だから、その代わりに「よい死」を、というのが安楽死です。つまり、よい生と悪い生を線引きして、悪い生を排除していき、「よい出生」「よい死」をデザインしていくということ。これがまさに（一見関係なさそうな）二つの事柄に共通している本質なのです。患者本人の自己決定、あるいは未来の難病患者の予防という名のもとに、人間の生死をコントロールしていく、そういう世の中の流れを表しているということです。

私はそれに大きな危機感をもっています。まさに「人が人である」ということの一番本質的な部分というものが冒されていくような感覚です。これは私の言葉で言えば、（「生命」とは区別された意味での）「いのち」が危機にさらされているということです。

次にお話しいただく児玉真美さんと知り合ったのは九年前、東日本大震災の年（二〇一一年）でした。この年の秋、児玉さんの『アシュリー事件』という本が出ました。ほとんど同じ時期に私が編集した『「いのちの思想」を掘り起こす』という本が出て、たまたまこの本を児玉さんがある雑誌で書評してくださったことで、私は児玉さんと知り合ったのです。それをきっかけにメールのやりとりが始まり、二人の関心が非常に近いところにあることがわかりました。児玉さんが書かれたアシュリー事件というのは、重症心身障害のある六歳の女

＊2　提言「人の生殖にゲノム編集を用いることの倫理的正当性について」、日本学術会議哲学委員会いのちと心を考える分科会、二〇二〇年八月四日発出。http://www.scj.go.jp/ja/info/kohyo/pdf/kohyo-24-t292-5.pdf?fbclid=IwAR18m71322jXHwrRMi4x7CNaj3brgGXoyDCumYHSdwvle20cptu0CcF3KY

児（アシュリー）に対して成長を止めてしまう（身体がそれ以上大きくならないようにする）、子宮や乳房を取ってしまい、生理が来ないようにするという、つまり親が将来介護しやすいようにある意味人体を改造するというとんでもない医療介入をしたわけです。これに対して西欧の生命倫理学者と呼ばれる人たちのかなりの部分がどちらかというと賛成しているという現実に、児玉さんは慄いたのです。私の本も、「生命倫理学」というものが日本で制度化されるにつれて、生命倫理の根本にあった「いのちへの問い」、それを私たち生身の人間（当事者）が感じている「いのちの痛みから問う」という姿勢からだんだん遠のいていっているということを批判した本でした。「生命倫理学」というのが、たとえばこれとこれを満たしていれば人を死なせるようなことをしてもOKだとか、これとこれをチェックしておけば新しい医療技術は推進してOKだとかいう一種の「手続き」になってしまっていることを批判したのです。つまり、既存の生命倫理学というのは、実は私たちのいのちを守るのではなくて、それを脅かすものになっているのではないか、これが私と児玉さんの共通の認識でした。こういう「生命倫理学」批判を強く打ち出したのは、主としてアメリカの障害者運動です。そこから児玉さんと二人で、アリシア・ウーレットという人の生命倫理学批判の本、『生命倫理学と障害学の対話――障害者を排除しない生命倫理へ』（生活書院、二〇一四年）を訳したりしました。

妊娠中絶や選別的中絶における「当事者」

生命倫理問題において「当事者」とは誰かというのは、非常に複雑です。ある問題における当事者が、別の当事者と利害がまったく一致しないことも当然あります。また、その当事者がどのような状況に置かれていてどこに苦しんでいるかということが見えやすい当事者と、そういうものが隠されてしまっていて見えにくい当事者がいます。そのため、あるところだけにスポットを当てると別のところにスポットが当たりにくくなって、ますますその当事者が追いつめられていくという複雑な様相になっています。

まず、この問題を見るために一番わかりやすい例として、妊娠中絶の場合を取り上げてみたいと思います。妊娠中絶の当事者というと真っ先に思いつくのが、望まない妊娠のために中絶を考えている女性です。当然、お腹の中にいる胎児（生まれてこようとしている子ども）も当事者です。また、中絶手術を行う医師もある意味では当事者です。私も四〇歳過ぎてから、中絶手術で掻き出された胎児の血まみれになった身体の一部の画像を見て大変ショックを受けたことがありますが、実際に中絶手術を行っている医師の方々は非常に不快な、心の痛むことをやっている（やらされている）と思います。当然、妊娠させた男性も別の意味で当事者として問題に関わっています。それに、女性は必ずしも産みたくないというわけではなくて、産みたくても産めない状況というのがあるわけです。したがって、そういう状況を作っている社会、その社会の価値とかいろいろな規範とかをそのままやり過ごしている私たちみんなが、ある意味で中絶問題の当事者であるという側面ももっているわけです。どの問題でもそうですが、見えやすい部分と見えにくい部分があります。産むか産まないかを決める主体は妊婦です。生まれてこようとしている子どもは、自分の命を左右される。一見、妊婦と子どもは別々のように見える。ここから生命倫理学の議論では、胎児の生存権と女性の自己決定権が対立した場合にどちらを優先するかという「権利の衝突論」というものが生まれてくるわけです。

ここで注意しなければいけないことは、私たちがいのちを守らなければいけないということには誰も反対する人はいないでしょうが、いったい何を守ればいのちを守ることになるのか、という問題です。一見、生まれてくる子どもの生命を絶ってしまうようなことは残酷なように見えます。しかし、それを守ろうとしたときに、産みたくとも産めない状況に陥った女性を苦しめてしまう、追い詰めてしまうことがあるわけですね。健康上の理由で産めない場合はその女性の生命を危機にさらすことになるし、そうでない場合でも、昔アメリカで完全に中絶が禁止されていたころ、毎年毎年妊娠して健康を害して若くして亡くなっていく、特に貧しい女性がたくさんいたわけです。妊婦（女性）の方の文字通りの「生命」もかかっているわけですし、そうでない場合でもその人がどういうふうに生きていくかという「生活」や「人生」といったレベルで、その女性のいのちも当然守らなければいけない。だからいのちを守るということは、一体どういうことなのか。問題を深く考えてみないとわからない。ところが当事者を狭くとればとるほど、中絶をめぐる倫理問題の「(生)命を絶つ」という胎児と妊婦の関係の部分だけに焦点が当てられ、中絶は是か非かという問題がそこに縮約されることによって、他の側面が見えにくくなってしまいます。中絶手術を行う医師たちの専門職としての倫理はどうなるのか。あるいは、産むか産まないかという選択の前の情報提供のあり方や意思決定のプロセスの問題、孕ませる男性の側の問題、社会の中の男女の性関係と支配関係、さらにはそもそも望まない妊娠がなぜ減らないのかといった、中絶の背景にある問題があるわけですが、そういう問題が覆い隠されてしまって、問題が中絶という生命抹消行為の是非に限定されてしまうことで、胎児のいのちも女性のいのちも両方が犠牲にされている、そういう構図があるのではないでしょうか。こういった構図は、他の生命倫理問題にも共通しているのではないかと私は思っています。

次に出生前診断による選別的中絶、すなわち元気な子どもだったら産むが、特定の病気を先天的にもっている子どもだったら産まないという中絶の場合も、情報提供の問題とか意思決定のプロセスの問題とかは、普通の中絶の問題と近いものがあります。しかし選別的中絶では、別の意味で「当事者」性をもった人たちが加わってきます。たとえば出生前診断で判別可能な病気や障害をもって現に生きている人たちやその家族も、この問題について「当事者」性をもっているんですね。こういう技術を安易に肯定したり推進したりすることが、さまざまな意味でこういう人たちの生命や生活への脅威となります。感情的な面だけで言っても、「もし自分が今の時代にお母さんのお腹の中に宿っていたら、産んでもらえなかっただろう」と感じる、それだけでもその人の生の否定になります。また、どんどん出生前診断で特定の先天的な病気の子どもが中絶させられていくとなると、同じ病気をもっている人がどんどん少なくなっていく。今、明らかにダウン症の子どもなどは減っているわけです。そうすると、そういう子どもやその家族に対するサポートがどんどん薄くなっていく。それによって、ますますそういう子どもを産みにくくなっていくという悪循環が生じます。強制でないからいいんだと言う人がいますが、どんどんこういうことを進めていくと、結果的には、強制的に妊娠させないようにしたり、中絶させたりした場合と同じような社会が現出してしまうのです。これが「いのちの選別」と言われている事態の非常に怖いところだと思います。

安楽死問題における「当事者」

安楽死の場合も、出生前診断による選別的中絶と、当事者の構図がとても似ていると思っています。一見すると、安楽死の場合は自分のことについて決めるのだから、まだ産まれてきていない胎児の命を絶つことを親が決める中絶の場合とは全然違うように見えるかもしれません。つまり中絶の場合は、決定の主体と命を左右される対象が違うわけです。しかし、安楽死における決定の主体と命を左右される対象は本当に同じなのか、というと、私は非常に疑問をもっています。京都の嘱託殺人事件について、私のコメントの中で結構強調したのは、安楽死は本当に安楽なのか、ということでした。つまり、「安楽死」といっても、実際に死の瞬間が安楽かどうかなんてわからないのです。むしろ「安楽死できる」とわかったときに「ああ、もうこの苦痛から解放されるんだ」という安らかな気持ちになる。それは死の安楽ではなくて、実は「生の安楽」なんです。そういう生の安楽、安らかな気持ちというのは、安楽死以外の方法によってもそういう状態に達する可能性があるわけです。今日一日希望をもって生きていける、自分が生きていてもまったく価値がないと思わずに生きていける状況というのは、いろいろな形で可能となる。安楽死を単純に肯定する人は、実際に亡くなっていくときにその人がどのように感じるかはわからないにもかかわらず、「安楽死」という言葉のイメージで安楽だと決めつけているだけなんです。つまり、「安楽死」と呼ばれている方法で亡くなっていく時のその人というのは、安楽死を決めた時のその人なのか、というと、違うはずだということです。

このことは少し極端な状況を考えてみれば誰でもわかります。たとえば自分が重度の認知症になり自分が誰かもわからなくなったら安楽死したいという事前指示を書いている人がいたとして、実際にそうなったときにその人を安楽死させることが許されるかどうか、という問題があります[*3]。欧米で安楽死を合法化しているようなところでは、ＯＫだという人が多いようです。その時にはもう、自分がそういう決定をしたということも忘れている、自分が誰であったかも忘れている人が、いま「死にたい」と思っているんでしょうか？　思っていないはずです。決定した時のその人と実際に死なせられる時のその人は別人だという考え方ができる。これは他の場合でも言えるのではないかと思います。

生殖補助技術における「当事者」

次に生殖補助技術の場合を考えてみます。人工授精や体外受精のことを「不妊治療」と呼ぶことが多いですが、不妊というのはそもそも病気なのか、不妊治療はそもそも治療なのかと考えていくと、ますますわからなくなってきます。つまり「不妊治療」という言葉自体が特定の当事者、特に子どもがほしいけれどもできない、こんなに困っている人がいる、そういう人を助けるためにこういう技術が有用なんだということを強調して、ある当事者だけ、つまり不妊の夫婦、カップルだけに焦点を当てる働きをしているわけです。これは私の言う「生命操作システム」に関わってくるのですが、生殖補助技術がもたらすさまざまな倫理問題について、このように当事者の範囲を絞ることで問題を縮減するような働きを、「不妊治療」といった言葉自体がもっているということに気がついている人は非常に少ないと思います。人工授精や体外受精を夫婦間だけでやる場合にはそれほど問題にならないですが、第三者から精子・卵子を提供してもらったり、代理出産などの場合、生まれてくる子どももそれによって深刻な精神的苦悩を負うことになります。また、商業化という問題も起こってきますし、精子・卵子の提供者や代理懐胎者の人権も非常に大きな問題となる。このように、多様な人が当事者として関わってくるわけです。生まれてくる子どもやドナーや代理懐胎者はその家族も含めて大きな影響を受けるわけで、そういう人たちの権利は不妊でそうした技術

＊3　盛永審一郎『認知症患者安楽死裁判——事前意思表示書か「いま」の意思か』丸善出版、二〇二〇年

を望んでいる人たちの権利と衝突するわけですが、後者の当事者は見えやすいのに対し、前者のような当事者は見えにくいのです。

さらに不妊治療に携わる医師たちにも当事者性があります。また、そういう技術を利用しないが、子どもをもたない（もてない）カップル全体に、不妊の悩みを技術で解決しようという営み自体が非常に大きな影響を及ぼしてしまうということがあります。そういう人たちもある意味で当事者なのです。

脳死臓器移植における「当事者」

脳死臓器移植の場合も同じで、見えやすい当事者と見えにくい当事者がいます。臓器移植によってしか助からないと言われた当事者にはテレビのスポットも当たるし、もっとどんどん臓器移植を進めてほしいと言うだろうし、その家族の人たちの声も、どんどん届いていくわけです。一方、脳死の状態になる人というのは、突然の交通事故とかで脳に大きな損傷を受けた人が多いわけですが、その人がどういう状況になっているのか、そこに急を聞いてかけつけてきた家族の人たちがどういう状況になっているのか、それは非常に見えにくいわけで、そちらの当事者の声は届かないわけです。こういうように見えやすい当事者を助けるために、見えにくい当事者が犠牲になるようにでき上がっているのが脳死臓器移植というシステムだと思います。

二〇〇九年に日本で臓器移植法が改正（私から見ると改悪）され、私はこの時に反対の立場をとったわけですが、それまで臓器提供のために必要であった本人の同意という条件が外されました。法改正の直後に、私がある本の論考で書いたのは、本人の同意が外されたということが何を意味するかということでした。[*4] それまでならドナーカードを持っていて臓器提供の意思を示していなければドナーになることは絶対になかったわけで、ドナーカードを持っていない人は脳死臓器移植というシステムから無縁でいられたわけです。ところが、この法改正によって、自分で臓器提供について拒否の意思を示していない限り、あらゆる人がドナーになり得るようになったということ、つまりあらゆる人が脳死臓器移植システムの中に組み込まれて当事者になるという、そういうシステムが完成したことになるのだ、と私は書きました。あらゆる意味で脳死臓器移植は典型的な「生命操作システム」になっていると言えます。私は「生命操作」ということを広くとっていて、一方で長生きさせるためにはやれ

＊4　安藤泰至「臓器移植医療における『弱者』とは誰か？――法改正をめぐる議論に欠けていたもの」、渡邊直樹編『宗教と現代がわかる本　二〇一〇』平凡社、二〇一〇年、所収

ることはどんどんやる、死なせないために一分一秒でも命を長びかせるためにあらゆる医療介入をやっていく。でもどうやっても必ず人間は死ぬわけで、ということはその一方で、もう諦められてしまった人には、とっとと死んでもらう。脳死臓器移植というシステムは、臓器を受け取る側の人は死なせない側、臓器をあげる側の人はさっさと死なせる側に振り分けられていて、それが組み合わされているわけです。現実には医師から「脳死」だと宣言されても、そこから回復した人は世界中にたくさんいます。それは脳死の判定基準をまったく満たしていないというか、検査をいい加減にやっているせいが大きいとは思いますが、全体としてはこの人はもう死んだことにしてしまうというシステムがあるわけです。その中で人体を有効活用して、道具化、手段化している。ある人の命を救うために別の人の命を犠牲にしている。そういうものがシステムとして完成しているということです。

このような脳死臓器移植というシステムはまた、死なせられる側の家族や、死なせることに加担する医療者などを諦めさせ、慰める言説やケアのシステムによっても支えられています。「脳死」という言葉自体が「死んでいる」というイメージを強く植え付けますが、そういう状態について昔は「超昏睡」や「不可逆的昏睡」といった言葉が使われていたわけです。そういう言葉では、たいへん重症だということはわかっても、「死んでいる」というイメージは出てきません。つまり、そういう状態について「脳死」という明らかに死を連想させる言葉を使っていること自体が、こういうシステムの維持に役立っているわけです。そこを疑問視しないことで、現実を知らないまま、たとえば「脳死は人の死かどうか」を議論したり、死生観がどうのこうのと言ったりしている。これはもうでき上がっているシステムの中で議論してしまっているわけで、システムに完全に思考をからめとられているのです。

あるいはまた、「いのちの贈り物」とか「いのちのリレー」といった美辞麗句で、人々の善意がある意味で活用されている。そういうものを含めた全体を、私は「脳死臓器移植システム」と呼んでいます。移植によって助かるとされた患者も、一部の人は実際に手術を受けて助かるわけですが、ほとんどの人はその恩恵にあずかることなく、亡くなっていくわけです。ある意味でこういう人たちもまた犠牲者と言えなくもない。つまり、目の前にニンジンをぶら下げられて、自分が助かるためにはだれか脳死になる人がいなければいけないし、あるいはだれか待機者リストの中で自分より上位にいる人たちが死んでくれれば、自分がリストの一つ上に上がるわけです。そういうことを考えたりするのは、精神的にも非常に酷なことだと思います。

そういうシステムの中で、臓器を受け取る患者の側も、実は犠牲になっている。このあたりのことについては、私が二〇一八年に出した共著『宗教と生命』(KADOKAWA)や、日本学術会議の委員会のメンバーを中心に書いた学術会議叢書の『〈いのち〉はいかに語りうるか？』（日本学術協力財団）の中で長めの論文を書いていますので、詳しくはそれらを参照していただければと思います。

「死」をデザインできたことにする

最初の問いに戻りたいと思います。

前回（第二部）のセミナーでお話ししたように、京都の事件で亡くなられた林優里さんの死はある意味で「三重の殺人」であったと言えます。二〇一六年に起きた相模原障害者施設殺傷事件は、実際に殺されたと同時に、特に被害者の実名が公表されなかったことによって一人一人の死がきちんと悼まれなかったということで、「二重の殺人」と言われました。この京都のALS患者さんの死というのは、実際に彼女が死にたいという思いが強くなってSNSを介して医師に自分の殺害を依頼する以前の段階で、すでに「殺されていた」という言い方もできます。生命を絶たれていたという意味ではなく、彼女の生きる人生とか生活における「生の尊厳」というものがすでに破壊されていたということ、そのためにもう死にたいとしか思えない、死という所へ追い込まれざるを得なかったということです。そういう意味では、その段階で（人間としては）殺されているわけですね。そして実際に殺されている。さらに彼女が亡くなったことに対して、「安楽死できてよかったね」などというような論調が出てくることによってもう一度殺される、という「三重の殺人」だったと思うのです。

最初にお話ししたように、ゲノム編集技術によって子どもを産むという問題と安楽死の問題は一見まったく違うように見えますが、そうではないのです。「死」というものは、私たち人間がもっともデザインできないもの、もっともコントロールできないものだと思います。私が（「生命」と区別して）ひらがなで「いのち」と言うのは、自分たちがデザインできない、コントロールできないもののことを言っているのです。

人の死というのは、本人にとっても周りの人にとっても、「いのち」を学ぶ、あるいは「いのち」から学ぶ、一つの大きな出来事ではないかと思います。「いのち」と出会う、と言ってもいいかもしれません。だから、それは本来、デザインすることもできないし、コントロールすることもできない。それをデザインできたことにしてしまう。コントロールできたことにしてしまう。そういうやり方が安楽死を肯定してしまう言説ではないでしょうか。実際にオフターゲットなど、ゲノム編集された生き物の別のところに重大な損傷が出てきたりして、予想できないものができるわけで、実際に思い通りの操作ができているわけではなく、あたかもそれができるかのように流していく、そしていろいろなものを排除していく。

人のいのちはけっしてデザインもコントロールもできない、ということを無視して、できたことにしてしまう。それは当事者を非常に狭くとって、これに役に立つから、この人が望んでいるからということだけを取り上げて、私たちの欲望とか善意のようなものを全体のシステムの中に流していくということと一体です。そういうシステムの中でいくら私たちがいのちを問うたり、いのちについて考えたりしている「つもり」になっていても、本当にいのちについて問うたり、考えたりしていることにはならないのではないか。実はそのシステムによってあらかじめパッケージにされた言葉、先にお話しした例でいうと「脳死」とか「不妊治療」といった言葉はそのようにパッケージ化された言葉ですが、そういうものを問い直さないでいるかぎり、私たちの考えや意見も全部そうしたシステムの中に取り込まれてしまい、ある種の商品として流通していく、そういう時代に私たちは生きているのだと思います。それに抗するためにはどうしたらよいのか、というのが私の問題提起となります。

家族に「殺させる」社会を生きる
――「大きな絵」の中で「小さな物語」に耳を澄ます

児玉　真美

「殺す者」としての母親

こんにちは。このセミナーは第一回から聞かせてもらっています。毎回とても考えさせられるのですが、とりわけ第二回での安藤さんの、私たちは殺される側でもあり殺す側でもありうるというご指摘は、私自身が考えてきたことにズバリで、ガツンときました。

私たち障害のある子をもつ母親は「我が子を殺す存在」と指さされてきました。事実、障害のある子を母親が殺す事件は昔からあるし、今も後を絶ちません。そのため、母親は障害のある子どもを差別し抑圧する存在であり、その究極として「母が殺す」と言われてきたわけです。

　私自身、重い障害のある娘の幼児期に過酷な育児負担に苦しんで一緒に死のうとしたことがあったし、その後も「親亡き後」を意識するたび「こんなにも非力な我が子を私は残して逝けるだろうか」と自問し続けてきました。いよいよ還暦を超えた今、心身の老いを痛感させられるにつれ、障害のある子を老いた親が殺す事件が他人事とは思えなくなってきました。安藤さんが言われた、私たちは「殺す」側でもあるという意味合いとは違っているかもしれませんが、もっと直接的な意味で、私にとって自分が「殺す」側であるというのは、リアルな恐れでもある。

　自分にその自覚があるだけに、「母が殺す」と指されるのは生身を切り裂かれるほど痛いです。その痛みを意識しながら、重い障害のある子をもつ親であるということについて考え続けてきたのですが、その中から形を成してきたのが、「母が殺す」と指さしてくる断罪に対する問い返しでした。じゃあ、母親は障害のある我が子を憎んで殺すのか。障害がある命は生きるに値しないとさげすみ、殺すのか。それは違うだろう、と——。

　親が障害のある子どもを手にかける欧米の事件には、確かに、我が子の命を生きるに値しない悲惨な状態と捉え、そこから解放してやるのだという「慈悲殺」の論理も見られます。しかし日本の事件は、表面的な事象としては同じように見えても、親の思いは異なっていると思えてなりません。日本の親たちは、我が子の存在をかけがえがないものと感じているからこそ、十分な支援もなく親にすべてを背負わせて見て見ぬフリを続ける社会の無関心に絶望するのではないでしょうか。また、介護をしていると、してやりたいと願うことは山ほどあるのに、生身の人間の悲しさで十分なことをしてやれない無念と自責が胸に蓄積していきます。親自身が老い衰えた時に、それまで自分たち親子を十分に助けてくれることがなかった社会にも、もうしてやれないことだらけの己れの無力にも絶望し、追い詰められた末の行為なのだと、そういう年齢に達した私には体感的に理解されるところがあります。それは親が「殺す」のではなくて、むしろ親は政治や行政や社会の不作為によって「殺す」しかないところへと追い詰められていくということではないでしょうか。

昨今、医療と福祉の効率化によって、障害がある人は医療も福祉もじわじわと奪われつつあります。一方で、旧態依然とした家族観によって介護が家族の自己責任とされ、さらに「共生社会」という美名のもとに地域の自己責任とされる風潮が広がっています。言い換えれば、障害のある人を家族と地域の中に廃棄し、家族と専門職に「殺させせ」ようとする社会ができつつあると言ってもいい。

そんなことを書いてみた本が、先ほど島薗さんがご紹介くださった『殺す親 殺させられる親——重い障害のある人の親の立場で考える尊厳死・意思決定・地域移行』です。詳しくは読んでいただければと思いますが、安藤さんが先ほど、人を死へと追いやっていくシステムにおいては誰もが当事者である、と指摘されましたので、私は「殺させられる」家族当事者の視点からお話しさせていただければと思います。

「大きな絵」と「小さな物語」

私は当事者として、いつも矛盾する思いの間で引き裂かれているので、京都のＡＬＳ患者嘱託殺人事件をめぐる議論には、あまりに白黒はっきり割れていることに釈然としないものがあります。一方には個々の苦しみを起点に考える議論があり、もう一方に社会のありようを起点に考える議論があって、それらが安楽死合法化の賛成派ＶＳ反対派という対立構造を描いて、溝がどんどん広がっていくように思えます。

私自身は重い障害のある子どもの母親として、どちらの議論にも共感するところがあり、同時にどちらの議論に対しても「でも、それだけではない」と言いたくなるところがあります。あんがい多くの人はこの事件についても、事件後に巻き起こっている安楽死をめぐる議論についても、両義的なところで引き裂かれたり、揺らいだりしているのが本当のところじゃないでしょうか。それは、安楽死をめぐって賛成派と反対派に二分された議論の溝の中に、語られるべきことがまだまだ語られないままに取り残されているのだと思うのです。それなら、それらが語られることによって、賛否や是非とはまた別の地平に議論が見いだされ、ともに考える余地があるということなのではないでしょうか。

その手掛かりとして私が考えているのが、「大きな絵」と「小さな物語」という二つのキーワードです。安楽死については、まず世界では何が起きているのか、世の中は一体どこへ向かっているのか、「大きな絵」の中に問題を位置づけて考えないと、コトの本質を見誤ると考えています。一方、そうした大きな議論だけで終わったのでは、「今ここ」で苦しんでいる個々の当事者は置き去りにされてしまう。個々の当事者の苦しみを置き去りにしないためには、「安楽死は是か非か」という問いを「なぜ死にたいほど苦しいのか」という問いへと転じたい。そして、個々の人が生きている「小さな物語」に耳を傾けて、医療や福祉や介護も含めた足元の現実問題を細かく解きほぐしていく議論が必要だと思います。

世の中のありようという「大きな絵」を見据えて考えることと、一人ひとりの「小さな物語」にある困難と向き合うことと、どちらか一方だけで話を片付ける方が、すっきりと分かりやすい話ができます。でも、複雑なことは複雑なままに考えるしかないので、その二つをどちらも手放さずに考え続ける難儀さを引き受けていく他にないんじゃないでしょうか。

世界の安楽死の概況

まず、私自身がこの十数年間で自分なりに描いてきた「大きな絵」について、ざっとお話しします。二〇二〇年一二月現在、安楽死と医師帮助自殺の両方が合法化されているのは、オランダ、ベルギー、ルクセンブルク、コロンビア、カナダ、それからニュージーランド、オーストラリアのビクトリア州と西オーストラリア州の八か所。医師帮助自殺のみが合法化されているのは、スイス、米国のオレゴン、ワシントン、モンタナ、バーモント、コロラド、カリフォルニア、ハワイ、ニュージャージー、メインの各州とワシントンDCの一一か所です。[*1]合わせて一九か所のうち過去四年間の合法化が一〇か所と、加速しています。

今年（二〇二〇年）も一〇月にニュージーランドが国民投票で合法化を決めたばかりです。ただ、対象者が終末期の人に限定されているので、そこは注意を促したいと思います。京都の事件後に日本ではALSの人の安楽死が議論され、「海外では合法」だと言われたりしますが、実際には終末期の人に限定しているところも少なくありません。

私が知る範囲では、現時点で終末期以外の人まで対象とするのはオランダ、ベルギー、カナダなど六か所。終末期の人に限定しているのは、米国の各州とニュージーランドの一一か所です。カナダは二〇一六年の合法化時点では終末期限定でしたが、今年ケベック州の訴訟で要件緩和が命じられ、合法化からわずか四年で対象者拡大が決まりました。今その範囲をめぐって議会が揉めているところです。[*2]

オランダとベルギーで起こっていること

次に、世界で最初に積極的安楽死を合法化したベルギーとオランダの概況ですが、両国では「耐え難い苦痛」に精神的な苦痛まで含められるため、衝撃的な出来事が多数起こっています。たとえばベルギーでは二〇一二年に、生まれつき耳が聞こえない双子の四〇代の男性が、二人とも近く目も見えなくなることに絶望し、二人そろって安楽死。それから性転換手術を受けた人が、その結果に満足できず絶望して安楽死を希望し、認められて亡くなっています。最近では、両国とも精神障害者や認知症の人たちの安楽死が増えています。

オランダでは、二〇一二年にできた安楽死専門のクリニックが機動安楽死チームを派遣し始めました。安楽死を希望しても引き受けてくれる医師が見つからない患者さんのために、医師と看護師が車で自宅に来て、安楽死させてくれるのです。この制度ができてから安楽死件数が急増したともいわれています。

またオランダ議会には、七五歳以上の人が安楽死を望むのであれば、特に重大な病気がな

くても認める法案が二〇一七年に提出されました。成立しませんでしたが、今年（二〇二〇年）

＊1　その後、二〇二一年に入ってスペインと、豪タスマニア州、南オーストラリア州とクイーンズランド州が安楽死と医師幇助自殺の両方、米国ニューメキシコ州が医師幇助自殺のみの合法化を決めた。また、南米コロンビアでは、同年七月に対象が終末期以外に拡大された。

なお、紙面の都合により、これ以降の元情報リンク等は割愛する。二〇一九年七月までの元情報は、拙著『殺す親　殺させられる親』の他、以下の二つの児玉のブログを参照されたい：はてなブログ「Ashley 事件から生命倫理を考える」（二〇一三年一〇月まで）https://blog.hatena.ne.jp/spitzibara/spitzibara.hatenablog.com/；はてなブログ「海やアシュリーのいる風景」（二〇一三年一一月から二〇一九年七月末まで）https://spitzibara2.hateblo.jp/。

二〇一九年八月以降の元情報については、児玉執筆の以下の Web マガジン「地域医療ジャーナル」記事を参照されたい：「世界の安楽死と医師幇助自殺の潮流」シリーズ一〜七（二〇一八年六月号、同一二月号、二〇一九年六月号、同一〇月号、二〇二〇年三月号、同九月号、二〇二一年六月号）；「新型コロナ感染拡大下でのトリアージをめぐる米国の議論を覗いてみた」二〇二〇年五月号；「コロナ禍で疲弊するケアラーの姿が焙り出す、家族依存の障害者福祉の矛盾」二〇二〇年六月号；「コロナ禍での欧州トリアージ・スキャンダル：介護施設には救急車が来てくれない！　高齢者には緩和ケアで安楽死？」二〇二〇年八月号；「京都ＡＬＳ嘱託殺人事件から『死ぬ権利』と医療職の権限について考えてみた」二〇二〇年一一月号。

＊2　その後、二〇二一年三月一七日に新法が成立。これまでの「死が合理的に予見可能」である人に加えて、重大で不治の「病気、疾患または障害」があり、進行し耐え難い苦しみがある人も対象となった。精神障害による苦しみのみを理由に安楽死を望む人については、最長二年以内に、対象に含めるかどうかが判断される。対象者の範囲の変更の他にも、細かな手続き要件の緩和も行われた。

も提出されており、いずれ法律になるかもしれません。このように、自分の人生はもう完結したと考える高齢者が安楽死や医師幇助自殺で死ぬことが近年「理性的な自殺」と肯定的に呼ばれており、その傾向はオランダに限りません。

一方、安楽死合法化の基盤にある自己決定原則は形骸化し始めています。二〇一六年にオランダで衝撃的な事件が起こりました。認知症の高齢女性が軽症のうちに「重症化して施設に入るくらいなら安楽死を希望する」という趣旨の事前指示を書いていたのですが、実際に重症化して施設に入った後は、医師の意思確認に対して否定的な反応を示していたといいます。その人に、入所からわずか七週間で医師の判断により、安楽死が実施されました。しかもコーヒーに鎮静剤を混入して飲ませ、点滴を入れる際に抵抗されると家族に押さえつけさせてまで実行しました。その強引なやり方が問題となり、オランダで安楽死が合法化されて以来初めて医師が起訴された事例でしたが、医師の善意による判断だとして、今年無罪が確定しました（「コーヒー事件」と呼ばれている）。

驚くのは、この無罪判決を受けて、オランダでは安楽死の新しいルールが作られたこと。事前指示で安楽死希望を明示している認知症患者には、改めて意思確認は必要なく、時期は医師が判断してよい、しかも不穏が予想される場合には、こっそり食べ物、飲み物に鎮静剤を入れてもかまわない、というのです。

自己決定原則の形骸化について、もう一つ指摘しておきたいのは、オランダでは知的障害、発達障害がある人にも安楽死が行われている事実です。オランダの当該事例の詳細を調べた英国の緩和ケア医らは、意思決定能力のアセスメントに医師の個人的価値観が影響している可能性を指摘しました。またベルギーでは、発達障害と診断された直後に安楽死で亡くなった若い女性の家族が、安楽死ではなく発達障害の治療をすべきだったと主張して医師を訴えた訴訟もあります。

障害のある人が生きるための支援を権利として求める声には、なかなか聞く耳を持ってもらえないのに、こうして「死ぬ権利」を求める声だけは、たやすく認められていくのかと思うと、釈然としません。さらに、死ぬことが権利だとなれば、障害がない人には認められることが障害のある人に認められないのは差別だという論理が成立してしまいます。先ほどお話ししたカナダ議会での対象者要件緩和の審議でも、精神障害のある人を対象から外すのは障害者差別だという主張が出ています。これらのことを考えると、死ぬことを権利とする考え方そのものに、「すべり坂」が内包されていると言えるのではないでしょうか。

対象者の拡大という「すべり坂」

こうした実態を思うと、京都のＡＬＳ患者嘱託殺人事件後に日本では誰も疑うことなくＡＬＳの人を前提とした安楽死の議論が続くのが気がかりです。これでは議論の前に「先にすべっている」と私は思うのですが、誰もそのことに気づかない。なぜこの議論はこんなにも簡単に「すべって」しまうのか、なぜ私たちはそのことにこんなにも無自覚なのか。ここに、この問題の本質的な危うさが透けて見えているような気がしてなりません。

オランダでは、当初は安楽死合法化の推進役だった医師たちから「すべり坂」への懸念の声が上がるようになりました。その一人、テオ・ボウア医師は今、「自分たちはあくまでも終末期で耐え難い痛みのある人への例外的救済策として安楽死を合法化したはずなのに、もともと自殺率が高いと言われる人たちへと対象者が際限なく広がっている」と懸念を表明しています。安楽死という選択肢があれば、先への不安が軽減し、自殺者が減るとの主張もありますが、ボウア医師によると二〇〇七年に一三五三人だった自殺者が二〇一九年には一八一一人と、三四％近く増えています。

今後の対象者は終身刑の囚人と親が安楽死を望む障害児となると予測する医師もいます。終身刑の囚人の安楽死はいくつかの国ですでに議論になっており、背景にあるのは監獄の人口密度上昇や囚人の高齢化の問題だとも言われます。安楽死の制度化に政治的・社会経済的な問題の解決手段としての側面が隠れているとしたら、そこにはさらに対象が拡大していくリスクも潜んでいるのではないでしょうか。

日本ではあまり広く知られていないことですが、ベルギー、オランダ、カナダでは安楽死は臓器移植医療と直結しています。もちろん安楽死も臓器提供も別々に同意を取るのですが、手術室のすぐそばで安楽死を行い、心停止から数分待って臓器を摘出します。「安楽死後臓器提供」といい、ベルギーでは二〇〇五年から、オランダでは二〇一二年から行われて、二〇一六年までに両国合わせて安楽死後臓器提供ドナーは四〇人以上。カナダは二〇一六年の安楽死合法化からわずか二年余りで少なくとも三〇人。安楽死を希望する人の多くはがん患者ですが臓器提供はできにくいため、安楽死後臓器提供ドナーには神経筋疾患患者や精神障害者が多く含まれています。

安楽死や医師幇助自殺は、誰がいつどこで死ぬかが予め分かる稀有な状況です。移植臓器の慢性的な不足への解決策と目されて、次の段階として「臓器提供安楽死」の提案まで出ています。生きているうちに麻酔をかけて臓器を採らせてもらい、それによって安楽死してもらおうというのです。初めて論文で提案されたのは二〇一〇年でしたが、今では移植医療の関連学会で議論されているとのこと。

一方、安楽死の議論には医療コスト削減の思惑が付きまとってきました。先に触れた、カナダ議会の対象者要件緩和の審議には、議会予算局からデータが提出されました。二〇一六年の合法化によって医療費は八六九〇万ドル削減。このたびの要件緩和によって一億四九〇〇万ドルの医療費の削減が予測されています。

このように、海外の安楽死と医師幇助自殺の実態について知れば知るほど、人口調整や社会保障縮減、人体の資源化など政治、経済の要請に押されて、制度化された安楽死が社会のお荷物とみなされがちな高齢者や重い障害のある人々を都合よく始末するツールとなるリスクを意識せざるをえません。

「死ぬ権利」という考え方に潜むリスク

日本でも「死ぬ権利」という言葉を頻繁に目にするようになり、「生きる権利があるなら、死ぬ権利もあって然り」という主張も耳にします。「死ぬ権利」が積極的安楽死のことだとするなら、その権利を保障する責任は誰が負うのか？　それは、国の意思として、あるいは社会の総意として、医療に「殺す」ことを認め、委ねる、ということなのでしょうか。

けれど、人類の歴史には、政治権力と医療が手を結んで犯してきた数々の人権侵害が刻まれています。ナチスのT４作戦では、国の施策として医療職が障害のある人たちを抹殺しました。障害のある人への強制不妊手術について、日本でも多くの訴訟が起こされているのはご存知の通りです。国の施策のもとに、しかし医師の個人的な偏見によって当時の法律の範囲をはるかに超えて、多くの障害のある人たちが手術されました。安楽死で医療職の権威性が政治権力に利用されるリスクは、考えなくてよいのでしょうか。

安楽死が制度化されるということは、医師にとっても大変なことだろうと思います。数年前に私の講演を聞いてくださった麻酔科の医師が、「自分は安楽死で使うのと同じ薬を毎日使って仕事をしながら、いかに死なせないかということに神経を集中してきた。その発想を転換すること自体が、自分には想像できない」とおっしゃいました。こういう医師にとっては、殺す行為を求められるのは苦痛でしょう。

しかし、安楽死が合法化されると、医師に「殺す」ことが事実上義務づけられる恐れもあります。もちろん自分で手を下すことまで強要はされませんが、患者から安楽死を求められて拒否する場合には、実施の用意のある医療職にその患者を紹介する義務を課している国もあります。まさに安藤さんが言われたように、加担を強いられるのです。カナダが合法化した時に、キリスト教系のホスピスが「死にゆく人に必要なのは安楽死ではなく緩和ケアだ」と主張し、自分たちはやらないという方針を作ったところ、保健省から「安楽死は合法な終末期医療サービスである以上、提供しないなら政府の資金（運営費の九四％）を引き揚げる」と言い渡された事例もあります。

法制化そのものも、もともとは際どい医療行為を行う医師への免責という意味あいだったと思うのですが、次第に患者の権利へと、意味合いまでが変質しているのではないか、と私は懸念しています。今年、カナダ・ケベック州のある裁判では、「安楽死は、最高裁が合憲と認めて立法府がそれをルール化したものである以上、合法的な医療サービスであり、それを利用するのは個人の権利である」と判決に明記されました。

このケベック州の判決では、もう一つ重大なことが言われました。夫の安楽死を止めようと起こした裁判で、妻は「夫は終末期ではない（この段階ではカナダの法律では対象は終末期に限定）。認知症ぎみなので、その混乱の中で決断したこと」と主張しました。そこで争点は、①男性の病状が法律の要件を満たしているか、②男性に意思決定能力があるか。最終的に判決は、どちらについても「裁判所には判断する権限はない」としました。病状についても意思決定能力についてもアセスメントは法律によって医師の専門性に委ねられている、という理路でした。

オランダの「コーヒー事件」のように乱暴なことが行われていたり、医師の判断や対応を不服として家族が訴える事例も出てきていますが、いったん合法化されると、手続き上よほど甚だしい逸脱がない限り、医師が法的責任を問われることはありません。こうした制度設計に対して、ニュージーランドの家庭医から「医師を信頼しすぎている」という批判が出ています。経験年数は問わない、研修もない、医師免許さえあれば誰でもやっていいのか。自分は二十数年間医療現場にいるが、倫理的でない医師もいたし、いじめ体質の医師もいた。死について患者と語れるだけ繊細なコミュニケーション能力を有する医師も少ない。そう指摘した上で、「このような制度設計の安楽死は、医師を証人であり、判事であり、陪審員であり、刑の執行者の立場に置く」と批判しました。

「無益な治療」論

このような医師の権限の大きさを考えた時に、見逃してはならない重大な事態が進行しているのですが、日本では安楽死の議論の陰で見えにくくなっています。「無益な治療」論といいます。一般の人には知られていませんが、日本でも医療現場ではさかんに議論されてきました。私は安楽死よりも「無益な治療」論のほうが、「死ぬ／死なせる」をめぐる議論の本質だと考えています。

「無益な治療」論とは、もともとは過剰な終末期医療への反省から出てきた議論です。もう死のプロセスに入った人に対して、甲斐のない心肺蘇生を行って無駄に苦しめるのはやめようと、それ自体はまっとうな議論でした。ところが、この議論が少しずつ、医療サイドが患者や家族の意向にかかわらず一方的に治療を中止したり、差し控えたりする論拠となってきたのです。

たとえば、世界で最もラディカルだといわれるアメリカ、テキサス州の事前指示法（通称「無益な治療法」）では、医療サイドが治療を無益と判断した場合には、患者側に公式に通告した後に一〇日間だけ猶予を与えます。その間に転院先を見つけることができなければ、医師は生命維持を含め治療を中止することができます。このような法律や病院ごとの方針が英米カナダで広がっており、そうした決定に抗う家族からの訴訟が多発してきました。それらの訴訟や係争事件でも、「無益」とされる対象は終末期の患者の救命治療から、QOL（生活の質）の低い人への積極的治療や生命維持へと拡大、変質してきており、「無益な治療」論でも安楽死と同じような「すべり坂」が起こっています。

一方、テキサス州の法律では、何が「無益」かが定義されておらず、何が無益かの判断は医師の専門性に委ねられているという問題が指摘されています。障害者運動からも、「無益」の判断には医師の個人的な偏見が影響しているとの批判が上がり続けてきました。ここにも、ニュージーランドの家庭医が安楽死制度に指摘したのと同じ、医師の専門性への過剰な信頼という問題が潜んでいるように思われます。

安楽死の合法化が広がる一方で、こうした「無益な治療」論が同時進行で広がっているというのは、何を意味しているのでしょうか？　個々の医師が「ＱＯＬが低すぎて治療に値しない」とみなす患者では、結果的に、生きる方向での自己決定権は認められない、つまり「自己決定権」が認められるのは死ぬという一方向だけに限定されている、ということではないでしょうか。それを本当に「死ぬ権利」と言えるのか。双方向に選択が開かれていなければ、「権利を行使する」ことにはならないのではないでしょうか。

世界の安楽死と医師幇助自殺、「無益な治療」論の周辺で起こっていることの詳細は、先ほど触れた拙著『殺す親 殺させられる親』を読んでいただければと思いますが、今お話ししたごく一部の実態だけでも、初めて知る人が多かったのではないでしょうか。簡単に「賛成」か「反対」に自分のスタンスを定める前に、もっと知るべきこと、考えるべきことがあるのかもしれない、と気づいてもらえればと思います。

日本の医療現場をめぐる懸念

安楽死や医師幇助自殺という個々の究極の選択を尊重しつつ、なおかつ弱者に圧をかけない社会は可能なのか、とずっと考えてきましたが、いまだ欧米に成功例はないと私は思っています。そして、それを試みることは、日本ではより困難だと考えています。医療の文化と家族のあり方に、日本特有の大きな課題があると感じるからです。それについて、重い障害のある子どもの親の立場から少しお話しさせてください。

まず、医療についてですが、医師と患者との力関係の不均衡という問題があります。終末期よりずっと手前の一般的医療にかかる時ですら、日本の患者は余計な自己主張はせず「お医者様」に向かって「よろしくお願いします」と頭を下げて「お任せ」する。そういう文化が根強い。

先の「無益な治療」論で治療を受ける権利が脅かされそうになった時、欧米の家族は自分の家族が入院している病院を入院したまま訴えるのですが、日本の家族が「お世話になっている」病院に対して、そんなことができるでしょうか。「無益な治療」訴訟を起こす欧米の家族の強靭な精神力の土台にあるのは、自分の治療について知る権利、知って自分で選択する権利、治療を受ける権利を含めた、強固な権利意識でしょう。その権利意識の土台の上に、個人の決定権の究極の形として死の自己決定権という考え方があるとするならば、その土台が日本の患者と家族にあるか、と問うてみる必要があります。日ごろは医師の機嫌を損ねないように「お任せ」なのに、いざ死ぬ時だけは患者が権利を主張するということが、はたして可能でしょうか。

医師の側にしても、依然として治療について決めるのは医師だと考え、インフォームド・コンセントとは自分が決めたことを患者に追認させる手続きに過ぎないと捉えている人が少なくありません。インフォームド（きちんと説明を受けたうえでの）コンセント（同意）ですから、本来は患者が医師に「与える」ものなのですが、日本では「（医師が）インフォームド・コンセントをする」と、主客が逆転した言い方になっています。

そのように、日ごろの医療現場が患者と医療職どちらの意識においても患者主体となっていないのに、死ぬ時だけ患者の権利や意思が尊重されるということは、考えられません。私は、今の日本の医療の文化のままで法制化された場合には、安楽死はもちろん尊厳死にも日本型の「無益な治療」論に終わってしまうリスクが大きいと危惧しています。

議論を原点に戻し、足元の現実問題を考える

この問題は、議論を原点に戻して、「終末期の人の痛み、苦しみに対して何ができるのか」と問題設定をし直すべきだ、というのが私の基本的な考えです。今年（二〇二〇年）の一〇月三一日の共同通信の報道によると、今なおがん患者の四割が、痛み苦しみながら死んで

いるとのこと。少なくとも家族は医師が十分に対応してくれなかったと感じているとの調査結果となっています。多くの人が尊厳死、安楽死を求める背景にはこうしたトラウマ体験があることが想像されます。

私の娘も中学生の時に腸捻転の手術を受けましたが、術後の痛みのケアをしてもらえなかったことが私のトラウマになっています。背景にあったのは、どうせこんな重症児は痛みなど感じないだろうという偏見、それから、何が起きるか予測不可能な重症児だから余計なことはしたくない医師の保身だったように思います。

かつて病院でそんな扱いを受けた娘が、万が一にも新型コロナウイルスに感染したら……というのは、現在の私にとって大きな恐怖です。自分で痛み苦しみを訴えることができないのに、親の付き添いも許されません。そんな状況で、我が子がまたああいう扱いを受けて、痛み苦しみを放置されるのかと想像したら、とうてい耐えられない。もし現実になったら、私は「死なせてやってください」と医師に追いすがるだろうと思います。

時々、もう痛みが取れる時代だから安楽死は無用なんだという議論がありますが、現実にはそうなっていないから個々の患者は苦しんでいる。家族も苦しんでいる。それなら、理念的にとれる痛みは現実に誰もが取ってもらえるような具体的な方策を、真剣に議論してほしい。患者の死に関わる医師のすべてが、患者が苦しむことなく死んでいけるための緩和の知識と技術を身に着けられるよう研修の仕組みを作ってほしい。家族の心身のケアにも目が向けられる、終末期の支援体制を作ってほしい。そこには、「死なせてあげる」より手前のところで、できること、すべきことが、まだたくさんあるはずです。

コロナ禍において早々とトリアージという文言が飛び交い、海外では年齢で線引きがされたとの報道が繰り返されて、「この事態では命の選別もやむなし」という空気が醸成されていることも恐ろしいのですが、こういう娘を持つ身としては、いずれ医療が逼迫して必要な医療を受けられない人たちが出た時に、その人たちをどうするのかという課題に誰も目を向けていないことが、ものすごく怖いです。自宅で勝手に野垂れ死にしてください、家族が徒手空拳で看取ってください、ということなのでしょうか。医療を受けられない人が出た時に、誰がどこでどのような支援を入れていくのか、具体的な手立てを考えておいてもらわないと、「命の選別をしてはならない」VS「いや、選別もやむを得ない」という対立的な議論で終わったのでは、実際に切り捨てられる個々の患者も家族も救われません。

同じことが、安楽死をめぐる「大きな絵」の議論にも言えるような気がします。前向きに生きることができているALSの患者さんの事例が取り上げられて、「支援さえあれば生きられる」と主張されがちですが、理念的にはそうだとしても、個々の人はその支援が十分に得られない現実に苦しんでいる。京都の事件で言えば、林さんはなぜ一七もの事業所のヘルパーを利用せざるをえなかったのか。なぜ男性ヘルパーの介助に甘んじるしかなかったのか――。現場における現実の問題を解きほぐしていく視点が、「安楽死に賛成か反対か」で分断された議論からは漏れ落ちていると思うのです。「安楽死は是か非か」の問いを「なぜ、なにが、どのように苦しいのか」へと転じ、今の医療と福祉の現場で当事者を苦しめている様々な課題に目を向けるべきではないでしょうか。医療と福祉や介護における現実問題の具体的な検討へと話が繋がらない限り、安楽死の是非だけが議論され続けるのでは個々の人の展望にはならない気がします。

日本の密接な家族関係と家族依存の福祉

次に、日本の家族関係は欧米よりはるかに密接で、同調圧力が強い社会でもあり、個々の生き方が貫きにくい面があります。日ごろは社会の様々な場面においても家庭においても周囲との調和が重視され、個人の思いを表現するには細かく気を遣わなければならないのに、死ぬ時だけは敢然と個人の意思を貫くことができるものでしょうか。

また、こうした議論では愛に満ちた家族ばかりが取り上げられがちですが、実際には良好な関係の家族ばかりではありません。そこに財産や介護負担の問題が絡んでくると、さらに関係が複雑になってくるのは必至です。

もともと密接な家族関係をさらにのっぴきならないところに追いつめる要因の一つとして、日本の福祉の家族依存を指摘したいと思います。障害者の生活と権利を守る全国連絡協議会の二〇一四年の調査によると、障害のある人がいる家庭で「主たる介護者が母」という回答が九〇%でした。二〇一八年には七三%に減少し、そのぶん父やきょうだいが担っています。その変化が意味するのは、高齢の母親が倒れたり死んだりした事実。母親たちが倒れるまで、死ぬまで介護を担い続けた後、なおも介護は家族に背負わされている実態です。二〇一八年の調査では「家族介護は限界」だという回答が六六%に上りますが、支援資源が足りないために老いた家族が担い続けるしかないのが現状です。

菅総理が「自助、共助、公助」と公言するはるか前から、制度が改変されるたびに公助は後退の一途をたどってきました。人手不足も深刻で、現場では制度の空洞化が進んでいます。私が二〇一九年に重い障害のある子を持つ高齢期の母親約四〇人にインタビューを行ったところ、語られたのは壮絶な地域生活の実態でした。施設は作らない国の方針が打ち出されているー方で、地域には重度者を受け入れるグループホームはありません。地域生活支援の制度はあっても資源が圧倒的に不足し、ショートステイすら満足に利用できない。我が子に加えて老親や配偶者との多重介護の人も少なくありません。そんな生活の中、母親自身が身体を傷めても満足な療養も望めず、老いた身で過重な介護負担にあえいでいる。それが、重い障害のある子を持つ高齢期の母親たちの実態なのです。

行政もずいぶん露骨になってきて、介護はあからさまに家族の自己責任へと押し戻されています。個人的に聞いた話では、サービスを求めて申請に行ったら「お母さんたちも行政に甘えてばかりいないで、もっと頑張りなさい」と言われたとか、「単身赴任のお父さんが帰省するから」と週末のサービス支給を拒まれたとか。今年（二〇二〇年）五月の報道では、岡山市のＡＬＳの男性が妻の介護の限界を感じてサービス増加を求めたところ、市が「高校生の娘さんに手伝ってもらっては？」と提案したとのこと。

以前から医療も福祉もじわじわと受けにくくなっていた上に、コロナ禍で介護や子育てなどケアを担う女性たちがさらに追い詰められています。女性の自殺のみならず女性による介護殺人も増えています。つい数カ月前（二〇二〇年九月）にも、働きながら祖母の介護を担っていた神戸の二二歳の女性が、祖母を手にかける事件があったばかりです。これまで介護殺人の加害者は男性が多かったのですが、コロナ禍で逆転しました。「ケアする者」とみなされてきた女性にコロナ禍の影響が大きく及んでいるということでしょう。

「殺させられる」立場に置かれている介護家族の一人として、私には「死ぬ、死なせる」をめぐる問題を、介護、家族、ジェンダーの問題を抜きに議論してもらっては困る、という思いがあります。

家族による「自殺幇助」への寛容というすべり坂

私が家族介護者の立場から一番懸念を抱えている、欧米の「すべり坂」がもう一つあります。安楽死合法化の議論が広がるにつれて、家族介護者が介護している相手を死なせる行為に対して社会と司法がどんどん寛容になっていくように見えるのです。二〇一七年のほぼ同時期に、オーストラリアと英国で類似の事件が起こったので、簡単に紹介してみると、どちらも八〇歳の父親を自宅で介護していた息子が、父親に嘘をついて毒物を飲ませた事件です。報道を見る限り、父親から「殺してくれ」と頼まれたという話はどちらも出ていないのですが、前者は無罪、後者は執行猶予となりました。

家族介護者の心理はとても複雑で、その時々の状況によって常に揺らいでいます。苦しい状況であればあるほど、揺れ幅が大きくなるものでもあります。そもそも家族介護は密室なのに、はたして殺害行為と自殺幇助を厳密に見分けられるのか、私はいつも疑問を覚えるのですが、こういう事件が起こるたびに世論は「愛情からしたこと」、「思いやりの行為だ」と、むしろ加害家族を称賛します。

合法化されているのは、あくまで自己決定に基づき、所定の手続きを踏んで承認された人への、医療職による安楽死や自殺幇助です。それなのに、一定の状態になった人は生きていても不幸だという価値観が共有されることによって、家族の恣意的な行為までが社会にも司法にも許容され始めている。社会が家族に介護を背負わせておいて支援をろくにしないまま、いざ追いつめられた家族が介護している相手に手をかけると「愛による行為」、「思いやりからやったこと」と賛美、称賛、拍手し、無罪放免する――。家族に介護を押し込め、その介護実績を免罪符にして家族愛の名のもとに家族に殺させようとする社会が到来しているのではないかと思え、私は家族介護者の一人として、とても恐ろしいです。

スイスで医師による幇助を受けて自殺した人の家族の中にも、割り切れない思いを抱えている人がいます。英国人のデボラ・ビナーさんが、二〇一六年に夫のスイスでの医師幇助自殺に付き添った体験と、妻としての複雑な胸の内を、二〇一八年に手記に書いています。夫の死の数年前に娘をがんで看取った体験は、最後に互いに最も深い愛に触れる豊かな時間だった。一方で、夫の死には「決着がついていない」感じが付きまとう。残された者はもっと自分にできたことがあったのでは、と自問と自責を背負い続ける、と苦しい胸のうちが綴られています。「自殺幇助は喪の悲しみを複雑にして、独特の傷跡を残す」「死ぬ権利の主張は頭では理解できるし、反論は難しい。でも心はなおもNOという。魂の次元でしっくりこないものがある」。彼女の言葉は、日本の私たちにも、とてつもなく重くはないでしょうか。

母親としての思い

最後に、娘とのことを少しお話しさせてください。うちの娘は海といいます。現在三三歳で、いわゆる重症児者施設で暮らしています。寝たきり全介助で、言葉はYESの意味の「は」しか持ちませんが、とても多彩なトーンの音声やアバウトな指差し、実に能弁な目つき顔つき全身の表情を駆使して、言いたいことは言い、自己主張はハッキリとします。そうやって親も施設の職員も手玉に取って、三〇代ともなれば堂々たるオバサンの風格まで最近は漂わせるようになりました。

そんな娘は、重症の仮死で生まれました。重い障害のため、子育て期は親にとって過酷な日々でした。そのころに繰り返し見た夢があります。夫婦で娘を連れて友人たちと遊びに出かけるのですが、そろそろ引き上げようとする頃から私はみんなからはぐれ始めます。気がついたら、いつのまにか海を抱いて一人ぼっちで、見知らぬ町に迷い込んでいる。だんだん日が暮れてくる。文字通り、行き暮れてしまいます。やっと会えた通りすがりの人が「山の上にホテルがありますよ」と教えてくれたので、遠くにチラチラする明かりをめざします。

海を抱いて山道を登っていくのですが、行けども行けども行きつけない。とにかく、この子に何か食べものを、寝かせてやれる場所を、と焦燥に追い詰められていく――。そういう夢を、繰り返し見ました。

母親仲間の一人は、階段を上がっていく夢を見たそうです。彼女は極度の高所恐怖症なんですけど、夢の中の階段はいつも途中で段がなくなってしまう。そういう夢を繰り返し見た、恐ろしかった、と言っていました。

そういう夢を見ていた頃の私たち、重い障害のある子をもつ母親には、正直「この子さえいなければ」と思った日がありました。実際に手をかけようとした瞬間もあります。でもそれは、我が子が憎かったからではありません。我が子の命を生きるに値しないと考えたわけでもありません。むしろ、してやりたいことは山ほどあるのに、生身の悲しさで、実現してやれないことばかりなのが、苦しくてならなかったです。どんなに深い愛情があっても、どんなに必死の努力をしても、生身の人間にできること、耐えられることには限界があります。それが、介護というものの現実です。自分自身が生き物として生きるに生きられないところに追いつめられてしまったら、親だって見捨てるしかなくなる。殺すしかなくなるんです。

あの子育ての日々から三〇年が過ぎて、いま私たちは老いの現実に直面し、途方に暮れています。それでも、この子を残していけないという思いの断片でも口にしようものなら、まるで社会の側にはまったく問題などないかのように「子離れできていない」と非難されてきました。「今はもうどんなに重度の人でも地域で自立生活を送れる時代だ」と、「大きな絵」で返されることも少なくありません。そんな可能性を目の前の現実の中に描くことができないから個々の親たちは苦しんでいるのに、「なぜ、私たちは残していけないと感じるのか」に耳を傾けてくれる人は、いません。私たち母親の「小さな物語」は、様々な「大きな絵」を語る人たちの大きな声によって、今なお封じられたままです。

今日のような議論になると、いろいろなことがうまくいって前向きに生きることができている人たちの話ばかりが出てきて、そういう事例に希望を見いだそうという話になりがちですが、私はむしろ、そのようには生きられずにいる人たちが、なぜ死にたいと感じるのか、死ぬしかなくなるのか、なぜ殺すしかなくなるのかが語られるような議論にしてほしい。安楽死合法化を望む人たちも、「反対派」に向けて「死なせろ！」と声を荒げるのではなく、「なぜ死にたいのか」「何が死にたいほど苦しいのか」を具体的に語ってほしい。どこに問題があるのかを、足元の現実問題の中でともに探るような議論がほしい。介護負担を担っている人たちにも、なぜ殺すしかないと思わされてしまうのかを語らせてほしい。それを聞いてほしい。専門職の人たちも、それぞれにこの制度の縛りの中で感じている複雑な思いやジレンマについて率直に語り合えて、足元の現実問題に目が向いていく。そういう議論ができたらいいのにな、と思います。

今日お話ししてきたような「大きな絵」に、私は希望を見いだせずにいます。そういう時だからこそ、本来は対立すべきでない者同士が対立させられたり、分断させられたりすることには、敏感でいたいです。社会のありようを考えることも大事だし、個々の人の苦しみを考えることも大事だし、それはどちらか一方だけではなくて、どちらもあって初めて足元の現実問題が拾われていくのでしょう。どちらも手放さずに考え続けることは誰にとっても非常に苦しいことですが、その痛み苦しみに耐えながら悩ましく考え続ける努力を続けていきたいと思います。

医療資源について語るとき考えなければならないこと

島薗 進

二〇二〇年の一一月、一二月になって四月、五月の状況をうわまわるような医療崩壊、医療ひっ迫した状況になってきています。どの命を助けるかということがニュースで毎日語られる状況になってきています。今回はそのあたりを踏まえてお話ししたいと思います。

治療の差し控えに同意するかどうか？

最初に、日本集中医療医学会の「COVID-19流行に際しての医療資源配分の観点からの治療の差し控え・中止についての提言」というものを取り上げます（「新型コロナウイルス感染症（coronavirus disease 2019, COVID-19）流行に際しての医療資源配分の観点からの治療の差し控え・中止

について の提言」https://www.jsicm.org/pdf/covid-19_iryohaibun_27_27_509.pdf)。二〇二〇年十一月に発表されたものです。人工呼吸器をいつ誰につけるかということに日々直面している医師、医療関係者のことを念頭において、誰に人工呼吸器をつけるのか判断するための考え方を示す提言というものが出されました。

朝日新聞の一二月七日の記事「人工呼吸器を誰に　コロナ感染爆発時の治療判断で提言」では、「提言では治療の差し控え・中止の判断基準には触れていない」とし、同学会臨床倫理委員会委員長の澤村匡史・済生会熊本病院集中治療室長は「様々な状況が考えられ、前もって具体的に決めるのは難しい」と説明したと伝えています。また、「厚労省研究班の協力員の児玉聡・京都大准教授（倫理学）も『医療資源配分の観点から』と書いてはいるが、配分が実際にどうなされるべきかには踏み込んでいない」と話したとし、さらに、「医療資源が足りない状況では、一人でも多くの患者を救うことが一番大きな目標になる。ただ、救うといっても、人工呼吸器を外せるぐらいの回復を指すのか、その後の余命や生活の質なども考慮するのかで、判断がかわってくる。個人的にはある程度の基準を準備した方がよいと思うが、一学会に担わせるのは難しいと思う」と述べたとも伝えています。

人工呼吸器を振り分ける優先順位?

しかし、実際にこの提言の文章を読みますと「通常医療において行われる医学的観点に拠るインフォームド・コンセントの原則や、治療義務の限界に基づいた治療の中止のみならず、COVID-19の爆発的流行時においては、医療資源の制約に基づき、無益性も考慮してよりよい結果（健康状態の回復）が得られると期待される患者に優先的に資源を振り分けるという観点から、人工呼吸器などの生命維持装置を用いた治療の差し控え・中止が発生する状況も想定しなければなりません」とあり、優先的に振り分けるおおよその基準が書いてあるわけです。

そうしますと八〇歳以上か、七五歳以上か、六五歳以上かわかりませんが、高齢者や基礎疾患がある人、難病患者、ある種の障害者などには早い段階で聞いておいた方が良いということになります。つまりあなたが人工呼吸器を必要とするというとき、それを選ぶかどうか問われるわけです。これは喘息をもっているとか、肺炎にかかりやすいとか、血栓ができやすいので、その場合はいのちが危機に陥るが、そういう確率が高い人には人工呼吸器装着は止めた方が良いという、そういう選択を推進したいということでしょう。その方が助かる人が増えるでしょう、という論理です。これを認めると、これまでがんの末期を想定しながら終末期の患者のために作られてきた基準より、かなり広い範囲に治療の差し控えが中心拡大されることになるかと思われます。

児玉真美さんの本『殺す親 殺させられる親』（生活書院、二〇一九年）に、そのあたりのことが詳しく書かれています。生きるに値するいのちと値しないいのちを選別し、それを医師の専門性においてその権威で決めるということになる。これは一定の立ち位置で生命倫理あるいは医療倫理の問題に取り組んでいる者から見ると、臨床現場の医師はとてもその判断に耐えられない。だからこのような指針を示して臨床現場の医師の判断を助けるということになる。早くは三月三〇日に政府の専門家会議の中で、武藤香織先生（東大医科学研究所教授）が、生命・医療倫理研究会有志による「COVID-19 の感染爆発時における人工呼吸器の配分を判断するプロセスについての提言」を紹介し、そのような判断基準を提示しようとしたことがありました。

経済重視の政策は選別を前提とする？

少し観点を変えて、「経済重視の政策は選別を前提とする」、ということについて述べます。経済を回すのか医療を重視して命を助けるのかが論じられます。一つの答えは、両立させるのだという議論になるのですが、その背後には経済政策重視が日本にはあって、ＧｏＴｏ政策がそれにかかわっています。

経済学者の野口悠紀雄氏は「強きを助け弱きを見捨てる」これがＧｏＴｏ政策の本質だと言って、反対しています（「コロナ長期化、日本政府は「高齢者を見捨てない」と約束できるか？」『現代ビジネス　オンライン』二〇二〇年五月三日、https://gendai.ismedia.jp/articles/-/72302）。この論の前提でも、日本の立場とスウェーデンが近いということになります。スウェーデンは明確な対策をとらない。とりわけ高齢者については「罹るに任せ死ぬに任せる」ことになってしまったのではないか、との捉え方もされています。介護施設で多くの人が亡くなっていったのです。隣のフィンランドやノルウェー、デンマークに比べて非常に高い死亡数になっています。これは「コロナ集団免疫」作戦をとるということでしたが、実は経済的メリットも少なかったようです。

スウェーデンのカール十六世グスタフ国王（七四歳）が異例の政策批判をし、「私たちは多くの死者を出した。亡くなる家族に温かい別れの言葉を告げられなかった人たちのことを思う。辛い心に傷を残す経験だろう」と語ったと報道されています。同国の公共放送ＳＶＴが伝えたもので、高齢者に多くの死者が出ていることを受け、「私たちは失敗したと思う」と述べたとされます（「コロナ対応「失敗」　スウェーデン国王、異例の政策批判」『朝日新聞』二〇二〇年

一二月一八日 https://digital.asahi.com/articles/ASNDL2BYGNDKUHBI044.html)。[*1]

「無益な治療」論の拡充で脅かされるいのち

こういうことが新型コロナウイルス感染症の流行のもとで通用するということは、児玉さんがカナダやニュージーランドとかオーストラリアやアメリカのいろいろな州で新たに進行しているような治療の差し控えの拡充、「無益な治療」論の拡充ということが、コロナ感染症をきっかけに日本でも進んでいく、そういう危険がないとは言えない、と感じさせます。若年者でも予後が悪いと分かっていれば、通常からＩＣＵ入室は許されないことがある。元気な人は生き延びてもらうがそうでない人は諦めてもらうということになります。これはいのちの選別だと思います。

*1　これは、後の加筆ですが、二〇二一年に入りまして、実際に新型コロナウイルス感染症が重症化した場合、人工呼吸器をつけますかどうしますか、という質問をされる高齢者やその家族が増えてきました。これに関連したニュースを聞いた私の配偶者が「私は延命治療はいいのよ。でも人工呼吸器はつけてもらうわ」といいました。私もそう答えたいと思います。日本の高齢者や持病のある方などは、そういうことを考えなければいけないところに来ているのかなと思います。本書「あとがき」も参照してください。

児玉さんの本にも書いてありますが、終末期でないのに「あなたは治療はもういいのではないか」と尊厳死を教唆されたというアメリカの障害者の体験報告もある。「死に際して医療的援助を受けること」と言い換えられた積極的安楽死と医師幇助自殺が、死の過程全般に広げられている。こういう具合に、苦しんで他に助かる見込みがない人のための安楽死を認めたものが、「すべり（やすい）坂」で、どんどん広がっていく。このあたりがコロナ感染症の経験で注意しなければいけないことではないかと思います。

日本でも集中治療室（ＩＣＵ）で装着される人工呼吸器の不足への懸念が現実となってしまいました。前にも述べましたが、すでにふれた三月三〇日の「COVID-19の感染爆発時における人工呼吸器の配分を判断するプロセスについての提言」（以下、「人工呼吸器配分提言」と略す）では、まず「人工呼吸器が不足しており、人工呼吸器を装着する患者の選択を行わなければならない場合には、災害時におけるトリアージの理念と同様に、救命の可能性の高い患者を優先する」としています。同じコロナ感染症の重症の場合、高齢者や他の疾患があったり障害があったりすると、「救命の可能性」がより「高くない」と見なされ、治療されないことになります。

また、「救命の可能性がきわめて低いとまでは言えない患者から、人工呼吸器の再配分のために人工呼吸器を取り外す場合」についても詳しく述べています。人工呼吸器を取り外してもよい、ただし「本人の同意（本人の事前の意思表示や家族等による意思の推定を含む）を前提とすることを原則とする」としています。まだ助かる可能性がある人でも、余命がさほど長くないと見なされた場合、同意があれば人工呼吸器を取り外してよいことになります。これは平常時には生命倫理上、認められないことですが、コロナ感染症による危機的状況では許容できるということになります。

大阪大学人間科学研究科未来共創センター招へい教授で循環器科が専門の石蔵文信氏はこの提言を受け、「集中治療を譲る意思カード」を作り、普及を呼びかけました。また、四月二三日には以下のような文章を公表しています。

新型コロナウイルスの重症患者さんを治療する医療関係者は大変ですが、医療崩壊した現場で「命の選択」をするのは精神的な重圧があります。日本集中治療学会はECMO（人工肺）に関しては「年齢六五〜七〇歳以上は予後が悪く、一般的には適応外」としています。辛いことですが、諸外国のように政府や関係学会が「命の選択」に関してある程度の指針を示す事は現場の医療関係者の負担を減らすために必要と感じます。

（Yahoo! ニュース https://news.yahoo.co.jp/profile/author/ishikurafuminobu/comments/ 二〇二〇年八月一日閲覧）

いのちの選別になってはならない

「いのちの選別」に積極的に備えることを唱える三月三〇日公表のこの提言に対して、抗議の声があげられています。四月一一日には、障害者の権利を守る活動に取り組んでいる団体（ＤＰＩ日本会議、全国自立生活センター協議会）などが、安倍首相（当時）に宛てて「新型コロナウイルス対策における障害のある者への人権保障に関する要望書」を提出しています(http://dpi-japan.org/blog/demand/corona_disability/)。

そこでは、「医療従事者の間で「誰に人工呼吸器を配分するべきか」というルール作りのための議論が始まっていることに、私たち障害者は大変な危機感を抱いています」とあります。そして、「優生思想につながる障害を理由とした命の選別が推進されることがないようにしてください」とし、医療機関のコロナ感染症受け入れ態勢を拡充する、人工呼吸器を増産するなどして、「いのちの選別」が起こることのないように十分に備えることを求めています。

「人工呼吸器配分提言」では、「性別、人種、社会的地位、公的医療保険の有無、病院の利益の多寡（例：自由診療で多額の費用を支払う患者を優先する）等による順位づけは差別であり、絶対に行ってはならない」としています。だが、予測される余命が長いか短いかで選別することは差別ではないでしょうか。多くの障害者がそれを差別だと感じ取っています。これは日本だけのことではなくて、NHK Eテレの番組「バリバラ」で紹介されたように（本書第二部拙稿参照）、世界各地でも同様のことが起こっているのです。「役に立たないいのちは存在理由がない」という考えで障害者を殺害した事件も起こったことは記憶に新しいです。二〇一六年七月、相模原市の津久井やまゆり園で、四五人の障害者が殺傷された事件です。しかし、多くの人々は「いのちの重さは比べられない」、「どのいのちも尊くかけがえがない」と信じています。「トリアージ」の限界を考える際、忘れてはならない視点です。

「人工呼吸器配分提言」への批判

「人工呼吸器配分提言」については、齊尾武郎氏が踏み込んだ考察をしています（「COVID-19人工呼吸器配分提言を巡って」『臨床評価』四八巻一号、二〇二〇年）。

齊尾氏が示すように、「人工呼吸器配分提言」は「COVID-19の感染爆発時における」人工呼吸器配分を「非常時」ではなく、通常の終末期患者に対する救急・集中治療の倫理の枠に沿って行うことを方針としています。そこで特徴的なのは、「人工呼吸器の取り外し」による「再配分」を行う手順について、詳しく検討し、提言していることです。そこで推奨されている事項は、齊尾氏によると、次の二点です。

（1）人工呼吸器を装着する直前の段階で当該患者に対し、いったん装着した人工呼吸器を外し、他患に人工呼吸器を譲る可能性があることを承諾させる。

（2）いったん装着した人工呼吸器を外す対象となる患者は、救命・生命の存続が困難な人のみならず、治療を維持すれば救命・生命の存続の可能性のある患者を含む。

前者は、インフォームド・コンセントの原則にそって、死を選ぶことを当事者に是認させる手順です。また、後者は生き続ける可能性がある人の死を引き起こす行為の是認です。もっと生き続ける可能性が高い他の人を救うための選別ではありますが、比較して生と死を選り分けることになります。

では、このような基準は妥当でしょうか。齊尾氏は（1）について、優越的な立場にある医療従事者が、患者自身にいのちを放棄するという不利な判断を求めることは倫理的とは言えないこと、また、自死の選択を迫ることにも匹敵する判断を短時間でしようとするもので、患者自身の自由意思による決定ができるかどうかもあやしいと、批判的です。

また、(2)について齊尾氏は、救命・生命の存続が困難な人の人工呼吸器を外す行為は、消極的安楽死に相当し、法的・倫理的に論争があり、わが国ではまだ法的な正当性は付与されていないことだといいます。「人工呼吸器配分提言」は、それを「COVID-19の感染爆発時における人工呼吸器の配分を判断するためのフローチャート」の形で定式化し推奨しています。これは、(a)「消極的安楽死に関する長年の法的・倫理的議論を捨象している他、人工呼吸器を外すという判断をする者たちの良心の葛藤がこのような定式化がされていない場合よりも生じにくい可能性がある」点で妥当ではないと論じています。

齊尾氏はまた、(b)「治療を継続すれば救命・生命の存続の可能性のある患者の人工呼吸器を外す判断を行うことも許容しており、消極的安楽死よりも一歩踏み込んだ(あるいは、越えてはならない一線を越えた)ものである、その正当性は厳しく問われねばならない」とも述べています。コロナ感染症にかかる前の状態に回復する可能性がある人からも人工呼吸器を外してよいとするのは受け入れられない、ということです。そもそも「人工呼吸器配分提言」は、医療崩壊に陥ったような非常時状況で行われる判断を、終末期の「救命の可能性がきわめて低い状態」の患者に対する治療停止の判断についての基準から引き出そうとしており、そこに無理があると捉えています。

いのちの選別を正当化する論理にならないか？

新型コロナ感染症（COVID-19）の急激な感染拡大が起こり、「医療崩壊」状態に陥ると、医療従事者は「非常時」の状態に追い込まれ、いのちの選別を強いられかねないことになります。

その際、新型コロナ感染症で死にゆく人やその遺族とともに、医療従事者も「いのちを見捨てる」「見放される」という場面に立ち会わざるをえないのでしょうか。多くの医療従事者にとっては、耐えがたいことでしょう。「人工呼吸器配分提言」は「非常時」に追い込まれた医療従事者が、いのちの選別を避けられなくなったとき、そのいのちの選別が「恣意的にならない」ようにし、妥当であると理解されるようにする、また、そのようにして医療従事者の苦悩を和らげ、死を早めたことの罪を問われるようなことがないようにする、という意図に動機づけられています。その善意はよく理解できます。

しかし、救命不能であるかどうかが不確かであるにもかかわらず「黒タグ」を付けることを、何らかの規範に基づく正当な判断とするのは妥当なことでしょうか。弱さゆえに「黒タグ」を付けられる可能性が高いと感じている人がそれを脅威と受け取るのも避けがたいところです。だからこそ、いざというとき「見放され」、「見捨てられる」かもしれないと感じている障害者や重い疾患を抱えて生きている人々から強い疑問の声が寄せられているのです。「いのちの選別」を正当化する論理は、弱い立場の人の排除を是認する論理となる可能性を排除できるでしょうか。今や「より強い人を選んで産む」というような「新しい優生学」が是認される傾向が強まっています。生物学的に弱い人が人為的に「淘汰され」ていくことを是認する動向です。その動きとも関連するものと受け止められています。

何よりも重要なことは、そのような「いのちの選別」が起きてしまうような状況が生じないように、また、どのいのちも尊ばれるように、十分な感染症対策を講じ、公衆衛生や医療の環境を整えていくことです。これは、「人工呼吸器配分提言」もその冒頭で述べていることです。しかし、それが不十分な段階で早々と「トリアージ」が唱えられるとき、「いのちの選別」の是認という懸念を招かざるをえないでしょう。

非常時に適用される特別な基準はあるのか？

「人工呼吸器配分提言」の冒頭では、まず「医療崩壊」を「非常時」として特徴づけています。そして、「このような非常時は、災害時医療におけるトリアージの概念が適用されうる事態であり、これまで私たちが経験したことのない大きな規模で、厳しい倫理的判断を求められることになる」と述べています。おそらく戦場ではこうした事態は度々生じていたので、「私たちが経験したことのない大きな規模で」と言えるかどうか疑問です。

続いて「人工呼吸器配分提言」は重要な主張を行っています。「これは、一人ひとりの患者に最善をつくす医療から、できるだけ多くの生命を助ける医療への転換が迫られるということである」と。ここでは、「できるだけ多くの生命を助ける」という倫理基準が提示され、それは「非常時には」という限定をつけてではありますが、「いのちの選別」を正当化する倫理基準であることが示されています。「できるだけ多くの生命を助ける」ために、長期的生存の可能性が低い人は「黒タグ」を付けられるというものです。

しかし、災害時などの「非常時」に医療従事者が行っている判断は、「できるだけ多くの生命を助ける」という基準に基づくものなのか。多数の患者の「一人ひとり」に最善を尽くそうとしてやむを得ず選ばざるをえないことがある、と捉える方が妥当ではないでしょうか。また、平常時においても「できるだけ多くの生命を助ける」という基準が、ある領域ではそれなりに生きています。以上のように考えると、「医療崩壊による非常時に、一人ひとりの患者に最善をつくす医療から、できるだけ多くの生命を助ける医療への転換が迫られている」という記述についても再考が必要なように思われるのです。

前に紹介した、NHK Eテレの番組「バリバラ」のなかに、「トリアージは、本当に最後の最後の手段です。私が気になるのは、いくつもの機関が早々にガイドラインを出してきたことです。ガイドラインは、障害者を切り捨てる口実を与えているようなものです」という発言がありました。医療従事者はこの難問に苦悩せざるをえないと思います。「いのちの尊さ」について考える機会が多い人文社会系の研究者も、現代社会が抱え込まざるをえない重い問題として、ときほぐしにともに取り組まざるをえないでしょう。

二〇二〇年三月の「人工呼吸器配分提言」と一一月の「COVID-19流行に際しての医療資源配分の観点からの治療の差し控え・中止についての提言」とを比べますと、後者の方が配分基準についての書き方が慎重になっています。日本集中治療医学会の提言は、新型コロナウイルス感染症でのトリアージへの批判に配慮せざるをえなかったのかもしれません。しかし、「無益性も考慮して」というのはやはり何らかの基準による選別を示唆した言及です。『朝日新聞』の記事では、それに対して京都大学の児玉聡先生は、その基準をもっと明確にすべきだと述べているということです。

しかし、基準を示すと実は「すべり坂」を進めるようなことにならざるを得ない。だから基準は示せないというのが、多くの方の考えだと思います。そもそも、そういう所に医師を追いやってしまうことをまずはやめるべきだし、その場合にどういう判断をするかについては何か基準というものは出せない。そうすると結局はいのちの選別ということになり、優生思想的なものにつながる。そのことが見えていることだろうと私は思います。

これは簡単な答えが出るものではないけれども、これから苦しみながら考えてゆかなければならないことではないかというのが私の考えです。

ディスカッション

安藤　一つ気になっていることがあります。「終末期」という言葉です。安楽死とか医師幇助自殺が合法化されているところは最初は終末期という限定がついていたのが、外れてしまったところと、現在でもついているところがありますが、そもそも「終末期」ということがどの程度きちんと判定できるのかというのは非常に疑問です。一九九七年に米国オレゴン州で世界で最初に医師幇助自殺が合法化され、日本のテレビでも三年ほど後でその様子が放映されました。二人の医師から「余命六カ月未満」という診断が必要なのですが、そのテレビ番組で登場した女性について、一人の医師からは余命六カ月未満と診断されているのに、もう一人の医師からはどうしても六カ月未満という診断が出なかった。その後に出た論文なんかを見ると、自殺幇助に対して否定的に思っている医師は余命を長めに書く傾向があり、余命六カ月未満という診断をすること自体、それに協力的な医師が限られてきているということです。

知り合いの医師たちにも聞きましたが、余命の診断というのは難しいと。病気の種類によっても違うけれど、たとえばがんのような病気だとあと一カ月くらいになったら、亡くなるまでのコースというのはある程度見えてくると言われるのですが、六カ月なんていうと、まず診断がつかない、とほとんどの医師が言っていました。高齢者になると、それが終末期なのかどうなのかは、治療してみないとわからないことが多くあるといいます。

少し前に私はフェイスブックで、「終末期」「死期が迫っている」「死期が間近に迫っている」という三つの言葉を出して、それぞれの言葉であとどれぐらい生きられる人を想像するか、ということをいろんな人に聞いてみたのですが、見事にバラバラでした。そうすると、たとえば医師が「死期はもう迫っていますよ」と言ったとしても、患者とか家族がそれをどういう風に受け止めるかで、まったく変わってくるということです。「終末期」という言葉自体が誘導的に使われる危険性がかなりあります。安楽死が終末期に限定されているから安全なのではなくて、「終末期」という言葉がある意味で生きることをあきらめさせるための生命操作システムの一部になっているわけです。

児玉　「終末期」という言葉が曖昧で、判断が難しいということ、その曖昧さが誘導的に使われる危険性があるというのは、安藤さんがおっしゃる通りだと思います。この点については、私も最近びっくりすることがあって、先日ＮＨＫの「クローズアップ現代プラス」がコロナ禍での命の選別の問題を取り上げた際に唖然としたのですが、新型コロナに感染した患者さんに人工呼吸器をつけることが、一般の人の場合には「高度な医療」と表現されているのに、患者さんが高齢の場合にはなぜか「延命措置」と言い換えられていました。番組のナレーションの中でも医療現場の説明の中でも、高齢患者の場合は「呼吸器をつけるかどうするか」の問いが「延命治療を選択されますか、どうしますか」という問いに変換されていました。救命の可能性がある人に人工呼吸器をつけることは、患者の年齢を問わず、医学的妥当性のある「治療」だろうと思うのですが、高齢であることがいつの間にか終末期であることとイコールにされてしまっている。恐ろしいことが起こっている、と感じました。

ただ、終末期の人限定だった議論がそれ以外の人へと拡大していく「すべり坂」を私が指摘したことが、安楽死を安全なものと危険なものとに分けて、終末期限定の安楽死を前者として肯定したように聞こえた方があったら、それは誤解なので、ちょっと整理させてください。

まず、私が指摘したのは「すべり坂」の実態とその危険性であり、その指摘自体は終末期の人の安楽死の肯定を前提したり含んだりするものではありません。また、「すべり坂」も対象者の拡大という現象にとどまらず、自己決定原則の形骸化や法律の意味付けの変化、移植臓器ニーズとのつながりなど多様な形で起こっています。

今の安藤さんのお話に即して、そのあたりの私の趣旨を整理してみると、安藤さんが言われる「生命操作システム」が作動する際の社会における一つの現れとして、議論の対象がなし崩し的に拡大されていくことをはじめとする様々な「すべり坂」現象がある、と言えるかもしれません。その「すべり坂」がこんなにも簡単に起こること、またそれに人々があまりに無自覚であることは、おそらくそのシステムを作動しやすくさせるものが私たち一人ひとりの中にある、ということでもあるような気がします。

島薗　児玉さんが言われた積極的安楽死と医師帮助自殺の合法化の最近の状況で、終末期の人に限定で合法化されている国や州のほうが、まだ終末期以外に難病や重度障害のある人にも認めている国よりも多いという話がありましたが、基準が変わって、だんだん後者の方が増えていくという問題がないでしょうか。

児玉　はい。私もそうなっていくだろうと思っています。まさに「すべり坂」現象ですね。

島薗　そもそも終末期とそうでないものをどう分けるのかということが安藤さんのご指摘でした。終末期の前は、がんで言えば、治療のための医療に力点が置かれていたものが、終末期になると緩和ケア主軸になる。その段階では無益な治療はしないということになっている。

ところが「無益な治療」ということが、あるいは「延命治療」なるものをどんどん広げていって、ＱＯＬが十分低いので、どんな治療もせずに痛みを取るだけにして、あとは死ぬ方向に進めていく。このような方向に向かっていく大きな流れがある、というふうに感じました。

安藤　ちょっとそれは現実とは違うかもしれません。がんの場合、抗がん剤のようにがんを小さくするための治療、進行を遅らせるための治療は、ある段階を超えると、それ以上やっても本当に無益になってしまいます。効果がなくなってしまうばかりでなく、抗がん剤の副作用で、かえってＱＯＬが落ちてしまうので、そういう場合は、医学的に無益であるばかりか、有害ですらあります。それを徐々に苦痛緩和のための医療に変えていく、ただ痛みを取るだけでなく、ＱＯＬを保つための医療にシフトしていくことが必要になってくる。その時にがんをどんどん叩くような積極的治療をやると、本人のＱＯＬも下がるし、余命も短くなるというデータがあります。その時その時で、その人のいのちを支えるために必要な医療やケアはどういうものかを細かく分けて、ケースバイケースで考えていかなければいけないと思います。ところがさっき言った「終末期」のようなアバウトな言葉や、「延命治療」のように「悪いもの」というイメージがついた言葉がよく使われていて、わざとなのか善意なのかわかりませんが、ある種の誘導がかけられて、「死なせる」「あきらめさせる」方向にもっていかれているのが、今の医療の現状ではないでしょうか。

去年（二〇一九年）三月に報道された公立福生病院の人工透析中止問題で、最初に報道された患者さん（四〇代の女性）は「もう透析はやめたい」と意思表示して、実際に透析をやめて亡くなられたのですが、このケースにはいくつもの重大な問題があって、今、裁判になっています。こういう場合でも、その後、日本透析医学会が出した新しいガイドラインだと、このの人のように透析をそのまま続ければ何年も生きられるかもしれない人ですら、「透析を止めてしまうと死んでしまうような状態の人」については、それを「終末期」と見なす、という無茶苦茶なことが書いてあったりします。

「終末期」ということ自体がどういう医療を施すのかということとの相関関係でしか決まらないのに、何かある年齢で区切ってしまうとか、ある病態で区切ってしまったりすることに大きな無理があるわけです。

島薗　そのような曖昧な文言の使い分けによって誘導になっていく懸念ということでは、さっき私の報告でちょっと触れましたが、児玉さんの本の中に、積極的安楽死と医師幇助自殺が「死に際して医療的援助を受けること」と言い換えられたという指摘がありましたね。

あれはどこの国でしたか？

児玉　カナダです。二〇一六年に合法化した際に、それまでの他の国の法律と違って、積極的安楽死でも医師幇助自殺でもなく、両方をひっくるめてMAID, Medical Aid in Dyingと称しました。そのまま日本語にすれば、死に際して医療的援助を受けること、となります。それ以前から私には、安楽死や医師幇助自殺を緩和ケアの中の一端として位置付けようとする動きがあるのではないかという危惧があったのですが、カナダが二〇一六年についに法律でそういう文言でくくってしまった。それによって、死にたいと望んでいる人を死なせてあげることが緩和ケアの一端に位置付けられたのだと私は捉えています。

島薗　安藤さんが言われた「死なせる」「諦めさせる」方向への誘導というのは、先ほどお話ししたように、今このコロナ禍でも起こりやすいだろうという懸念があります。そういう事例はなかなか表に出てきませんが、児玉さんの本には終末期ではない人が「治療を放棄して死んではどうか」とあからさまに教唆された、という事例が紹介されていましたね。

児玉　はい。ものすごく露骨な事例が、二〇一二年に権威ある生命倫理学の研究所、ヘイスティングセンターのレポートに報告されました。障害当事者で障害学の学者でもあるウィリアム・ピースが、褥瘡の感染で入院した際に、真夜中に病室にやってきた初対面の医師から、悲惨な予後を描かれて「あなたは、もう積極的に治療してもよくならないし、治療して退院してもお金がかかって不幸になる。痛みは取ってあげるから、自己決定で治療を放棄したらどうか」と、教唆されたというのです。「自分は生きたい」と言って抵抗しきったけど、もう少し心が弱っていた時だったら抵抗しきれたかどうか自信がない、と彼は書いています。もし抵抗しきれなかったとしたら、それも最終的には「患者の自己決定だった」ということになってしまうわけですよね。日本人だと、彼のように抵抗しきれるだろうか、と思います。

安藤　そうですね。日本の社会はよく同調圧力が強いと言われますが、結局それに抵抗できるような自我の力というか、「自分はこうしたいんだ」「こう生きたいんだ」と主張する力が弱いように思います。これはタテの権威に対しても同じで、インフォームド・コンセント（十分な説明を受けた上での同意）という言葉が「医師がインフォームド・コンセントをする」などと主客逆転して使われているような日本の医療文化のなかでは、医師にそうやって誘導されたらひとたまりもない感じがします。

終末期医療をめぐる最近の生命倫理学の議論では、やたら「意思決定支援」などという言葉が出てくるのですが、そこでいう「終末期」や「延命治療」、「自己決定」といったキーワード自体が私の言う「生命操作システム」の一部であり、知らず知らずのうちに「死なせる」「諦めさせる」方向に誘導される危険性については無感覚で無防備です。児玉さんのお話のタイトルにあるように、当事者を「殺される／殺す・殺させる」ようなところに追い込んでいくこの世界の背後にある「大きな絵」を見据えながら、個々の当事者それぞれの苦悩についての「小さな物語」に耳を澄ませるということが何よりも重要だと思います。

あとがき

島薗 進

二〇二〇年一二月三一日の「神戸新聞」には、「人工呼吸器、暗に断念迫られ　コロナで死亡の高齢男性」という記事が掲載された。「リハビリのため大阪府内の病院に入院中だった八〇代の父親を、新型コロナウイルス感染により今月一六日に亡くした兵庫県の五〇代女性が三〇日、神戸新聞社の取材に応じた」というものだ。

重症者病床が逼迫する中、女性は人工呼吸器を父親に使うかどうか、病院側から七回も問われた。「年齢もお高い」と暗に断念を迫られたことも。「私が『要らない』と言えば、父は死ぬ。元気だった父がコロナになり、人工呼吸器を使うことはそんなに悪いのか」と声を震わせた。

これは「医療崩壊」と呼ばざるをえない状況のなかで起こったことだろうか。この報道は年末のものだが、この第三波の感染爆発で医療の逼迫が甚しかったのは、むしろ一月のことだったはずだ。さらに、大阪や神戸では二〇二一年の春の第四波でも自宅療養を強いられるなどで酸素吸入や人工呼吸器をつけての治療が行われないコロナ死が多数起こったと推測できる。「神戸新聞」の記事に戻る。

欧米では、人工呼吸器をどの患者に優先的に使うかという議論が起きたが、日本ではこうした「順序付け」を行政は否定していた。／女性の父は大阪府在住。認知症の妻を七年ほど介護していたが、今年三月に妻が施設に入ってからは一人暮らしだった。一〇月二二日に軽い脳梗塞で入院したが手術の必要はなく、リハビリのため一一月一〇日に別病院に転院。同一六日に医師と面談した際は、約一カ月後に退院できるとさえ言われていた。

この高齢者は、この段階では新型コロナウイルス感染症に感染していたわけではない。新型コロナウイルス感染症に感染したことがわかったのは、一一月の後半のことだ。

同二〇日早朝、病院から女性に、父が発熱し、転倒したと電話が入った。医師は「誤嚥（ごえん）性肺炎による発熱で、ふらついたのだろう」と話したが、昼すぎ、同じ医師から焦った声で「検査でコロナの陽性になった」と連絡があり、再転院することに。後に病院では複数の感染者が確認された。

人工呼吸器の使用確認が初めてあったのは翌一一月二一日。転院に際した意向確認との趣旨だった。本人も周囲も強く使用を希望したそうだ。

府内の中等症以下に対応する病院に移ると、転院先の医師から再び呼吸器の確認があった。父も女性も使用を望んでいるのに、その後も病院側から何度も確認され、「（父親が）不使用を承諾した」と迫る医師も。病状は徐々に悪化し、女性も追い詰められた。

「『ほかの人に譲れ』と言われているようで、電話が怖くなった。でも電話を取らないと、お父さんが死んじゃうことになる」

こうした事態は、二〇二一年の四月から五月にかけても起こった可能性がある。人工呼吸器を装着するかどうかということ以前に、入院さえ先送りされる例が多発したからだ。「産経新聞」五月八日号は次のように伝えている。

全国的に感染再拡大が鮮明になった四月以降、新型コロナウイルス患者のうち宿泊施設や自宅、福祉施設などで療養する人が急増している。入院できないまま自宅や高齢者施設で死亡するケースも相次いでおり、訪問診療の重要度が増している。／厚生労働省の集計では、五日時点の全国の療養者数は宿泊施設一万一七〇人、自宅二万八八二三人、福祉施設三四二人。四月七日時点に比べ、宿泊は一・八倍、自宅は四倍、福祉は三・七倍に増えている。

ＮＨＫは六月二一日付で、「「なぜ入院できない」息子を助けたかった……16日間の母の記録」という記事をウェブ上に掲載している。糖尿病の持病がある三五歳の息子が新型コロナウイルス感染症で死に至る過程を記したもので、神戸市の六〇代の女性の日記を資料とした記事だ。四月一三日に症状が現れ、一七日には三九度を超える高熱となったが胃腸炎などと診断された。ようやくコロナ陽性の判定が出たのが一九日、肺炎の症状もあったが、入院できたのは二二日の夜中だった。二四日の夜からは集中治療室に入り、そのまま二八日には絶命した。
入院もできずに自宅で多くの方々が亡くなったのがこの時期だ。入院させるかどうかの判断は何を基準としたのか不明である。高齢であったり基礎疾患があったとすると、入院が後回しになったのかどうか、詳しく調べたわけではないが、報道された例は私の目には入っていない。

二〇二〇年の三月頃から新型コロナウイルス感染症の流行で医療資源の逼迫、ひいては医療崩壊という事態になることが予想された。上に引いたいくつかの記事はそうした事態が実際に生じ、生命維持のための医療資源を振り向けることができずに死に至った人たちが少なからずいたことを示すものだ。このような事態がどれほど生じてしまったのか、このような事態が生じないようにするために、どれほどの対策が取られたのか、今後どのような対策がとられるべきかがまずは調べられ、検討されなくてはならない。

このような事態に対して、限られた医療資源の配分の優先順位をどう決めるのかについて医療関係者が危機感を抱いたことは理解できることだ。生命・医療倫理研究会の有志による「人工呼吸器配分提言」(二〇二〇年三月三〇日)や、日本集中医療医学会から「治療の差し控え・中止についての提言」(二一月)が示されたのは、こうした事情を反映したものだ。しかし、これに対して、すぐに疑問の声が上がった。そこに「いのちの選別」や「見捨てられるいのち」を認めてしまう考えが潜んでいること、「いのちの選別」や「見捨てられるいのち」を正当化する議論にすべってしまう可能性があることが危惧されたからだ。

こうした過程で「トリアージ」という用語が医療現場に関わる人々以外にも、広く知られるようになった。「トリアージ」はもともと「選別」を意味する語だが、適切な治療手段を選択するという意味では、医療現場でかなり広く用いられているものだ。しかし、災害現場では、助けることができないいのちを後回しにするということもありうることから、新型コロナウイルス感染症流行下の「いのちの選別」や「見捨てられるいのち」が「トリアージ」という言葉と結びつけられ意識されるようになった。

このような折に、難病の筋萎縮性側索硬化症（ＡＬＳ）の女性患者が京都市内の自宅で急性薬物中毒で死亡した事件をめぐり、二〇二〇年七月二三日、二人の医師が殺人容疑で逮捕され、八月一三日に起訴された。この嘱託殺人が実行されたのは、二〇一九年の一一月のことで、新型コロナウイルス感染症が流行し始める以前のことだった。この事件と新型コロナウイルス感染症とは直接の関係はない。しかし、どちらの現象にも衝撃を受けた方は少なくないと思われる。このようなことが起こることを恐れていた人たちだ。

ＡＬＳ患者嘱託殺人事件は亡くなった方が安楽死を望んだとされる。このように安楽死を望むとされる人が出てくるような兆候は、さまざまに現れていた。そして、世界的に安楽死を許容するような傾向が広まっているという事態が背景にある。橋田壽賀子さんが『安楽死で死なせて下さい』（文藝春秋）という書物を刊行したのが二〇一七年、ＮＨＫスペシャルの「彼女は安楽死を選んだ」が放映されたのが二〇一九年だ。日本の国会に尊厳死法案を提出しようとする動きも続いていた。本書の共著者である安藤さん、川口さん、大谷さん、児玉さんは、こうした動向の背後にあるものをそれぞれの場から考え続けてきた方々だ。

「いのちの選別」ということでは、出生前診断や着床前診断の拡充も急速に進んでいる。「生まれてほしくないいのち」を選別して排除しようとするものだ。こうした選別の技術を用いることを正当化する際には、「医療資源の分配」という言葉や「無益な治療」という言葉がしばしば用いられる。医療にかかるコストを減らすためには、選別が許される、あるいは推奨されるという考え方だ。新型コロナウイルス感染症による医療逼迫や医療崩壊が危惧されるなかで、こうした考え方が一段と力を得てきたと見ることもできる。コストがかかるいのちよりもかからないいのちを選ぶ、という考え方に抵抗することが難しくなってきているように感じられる。「優生学的」という言葉で言い換えることができるのだが、それを肯定する考え方が強まってきている。

この本ではこうした問題を、障害者や難病患者の当事者的な視点を重視して考えている。二〇二〇年八月一七日、一〇月一一日、一二月二〇日の三回のセミナーでは、多くのオンライン参加者があり、三人の討議の後で、質問やコメントをして下さった。そのなかにはご自身や家族が当事者である方々も多かった。一方、医師や看護師など医療関係者の方々も一定数おられた。そうした方々の発言の主なものは、できるだけ発言者の発言内容のなかに織り込むという方針で編集を進めた。発言者の皆さんにご確認をいただくのは困難なので、やむをえずそのような方針をとることにした。もちろん、すべてのご発言を拾うことはできていないが、オンライン参加者のご発言によって、本書の内容が豊かになったことも確かだ。オンライン参加者の皆さんにお礼を申し上げる。

三回のセミナーは、安藤泰至さんの提案に島薗が同意し、川口さん、大谷さん、児玉さんのお三方それぞれに声をかける形で進めてきた。しかし、その過程でセミナーの開催準備から討議内容の原稿起こしにいたるまでを辛抱強く支えてくださったのは、神野玲子さんと神野芳紀さんだ。そもそもゲノム問題検討会議が立ち上がったのもこのおふたりのお力があってのことだ。おふたりのご尽力に深く感謝したい。そして、セミナーの企画から書物の編集において、牽引車となってくれたのは安藤さんだ。

また、本書の出版にあたっては、晶文社の葛生知栄さんにたいへんお世話になった。本書刊行の意義をいち早く認めてくださり、早期の出版に導いて下さったこともありがたいことだった。また、本書の企画を葛生さんにご紹介下さった編集者の今井章博さんのご尽力にも感謝申し上げる。

「見捨てられる〈いのち〉を考える」という題は当初から念頭にあったわけではない。しかし、三回のセミナーを通して、五人の話し手が考えようとしてきたことを集約する適切な語として浮上してきた。私たちは、これが現代社会の大きな問いが医療の現場で現出してきているいることを捉えようとした題と考えている。このような問題意識が、読者の皆さんのそれぞれの場において、心あたりのあるもの、しっかり考えておくべきこととして受け止められることを願っている。

関連書籍ガイド

●安藤泰至『安楽死・尊厳死を語る前に知っておきたいこと』岩波ブックレット　二〇一九年

●安藤泰至編『「いのちの思想」を掘り起こす――生命倫理の再生に向けて』岩波書店　二〇一一年

●安藤泰至・高橋都責任編集『シリーズ生命倫理学　第4巻　終末期医療』丸善出版　二〇一四年

●島薗進・竹内整一編『死生学1　死生学とは何か』東京大学出版会　二〇〇八年

●清水哲郎・島薗進編『ケア従事者のための死生学』ヌーヴェルヒロカワ　二〇一〇年

●香川知晶・斎藤光・小松美彦・島薗進・安藤泰至・轟孝夫・大庭健・山極壽一『〈いのち〉はいかに語りうるか？――生命科学・生命倫理における人文知の意義（学術会議叢書24）』日本学術協力財団　二〇一八年

●島薗進『いのちを〝つくって〟もいいですか？――生命科学のジレンマを考える哲学講義』NHK出版　二〇一六年

●川口有美子『逝かない身体――ALS的日常を生きる』医学書院　二〇〇九年

●川口有美子『末期を超えて――ALSとすべての難病にかかわる人たちへ』青土社　二〇一四年

●川口有美子、齋藤陽道ほか著『病と障害と、傍らにあった本。』里山社　二〇二〇年

●川口有美子・小長谷百絵編『在宅人工呼吸器ケア実践ガイド――ALS生活支援のための技術・制

度・倫理』医歯薬出版　二〇一六年
●玉井真理子・大谷いづみ編『はじめて出会う生命倫理』有斐閣　二〇一一年
●川本隆史編『ケアの社会倫理学――医療・看護・介護・教育をつなぐ』有斐閣　二〇〇五年
●伴信太郎・藤野昭宏責任編集『シリーズ生命倫理学 第19巻　医療倫理教育』丸善出版　二〇一二年
●小松美彦・香川知晶編『メタバイオエシックスの構築へ――生命倫理を問いなおす』NTT出版　二〇一〇年
●児玉真美『アシュリー事件――メディカル・コントロールと新・優生思想の時代』生活書院　二〇一一年
●児玉真美『殺す親 殺させられる親――重い障害のある人の親の立場で考える尊厳死・意思決定・地域移行』生活書院　二〇一九年
●児玉真美『私たちはふつうに老いることができない――高齢化する障害者家族』大月書店　二〇二〇年
●アリシア・ウーレット『生命倫理学と障害学の対話――障害者を排除しない生命倫理へ』安藤泰至＋児玉真美＝訳、生活書院　二〇一四年
●立岩真也『良い死』筑摩書房　二〇〇八年
●立岩真也『唯の生』筑摩書房　二〇〇九年
●千葉紀和・上東麻子『ルポ「命の選別」――誰が弱者を切り捨てるのか？』文藝春秋　二〇二〇年
●雨宮処凛『相模原事件・裁判傍聴記――「役に立ちたい」と「障害者ヘイト」のあいだ』太田出版

二〇二〇年

- 小松美彦・市野川容孝・堀江宗正編著『〈反延命〉主義の時代――安楽死・透析中止・トリアージ』現代書館　二〇二一年
- 森下直貴・佐野誠編著『新版「生きるに値しない命」とは誰のことか――ナチス安楽死思想の原典からの考察』中央公論新社　二〇二〇年
- 坂井律子『いのちを選ぶ社会――出生前診断のいま』ＮＨＫ出版　二〇一三年
- 河合香織『選べなかった命――出生前診断の誤診で生まれた子』文藝春秋　二〇一八年
- 香川知晶『命は誰のものか　増補改訂版』ディスカヴァー携書　二〇二一年
- 宮下洋一『安楽死を遂げるまで』小学館　二〇一七年
- 宮下洋一『安楽死を遂げた日本人』小学館　二〇一九年
- 髙谷清『はだかのいのち――障害児のこころ、人間のこころ』大月書店　一九九七年
- 髙谷清『重い障害を生きるということ』岩波書店　二〇一一年
- 新城拓也『患者から早く死なせてほしいと言われたらどうしますか?』金原出版　二〇一五年
- 藤井克徳『わたしで最後にして――ナチスの障害者虐殺と優生思想』合同出版　二〇一八年
- 中島みち『「尊厳死」に尊厳はあるか――ある呼吸器外し事件から』岩波書店　二〇〇七年
- 毎日新聞大阪社会部取材班『介護殺人――追いつめられた家族の告白』新潮社　二〇一六年
- 藤原里佐『重度障害児家族の生活――ケアする母親とジェンダー』明石書店　二〇〇六年

●田中智子『知的障害者家族の貧困――家族に依存するケア』法律文化社　二〇二〇年
●日本障害者協議会編『障害のある人と優生思想』やどかり出版　二〇一九年
●有馬斉『死ぬ権利はあるか――安楽死、尊厳死、自殺幇助の是非と命の価値』春風社　二〇一九年本書は、ゲノム問題検討会議が主催した緊急Ｚｏｏｍセミナー「いのちを語る」をもとに単行本化したものである。セミナーは三回にわたって開催された。

第一回　京都ＡＬＳ嘱託殺害事件と人工呼吸器のトリアージ　二〇二〇年八月一七日収録
第二回　安楽死・尊厳死言説といのちの学び　二〇二〇年一〇月一一日収録
第三回　「死」へと追い詰められる当事者たち　二〇二〇年一二月二〇日収録

著者について

安藤泰至（あんどう・やすのり）
鳥取大学医学部准教授（生命倫理）。著書に『安楽死・尊厳死を語る前に知っておきたいこと』（岩波書店）、『「いのちの思想」を掘り起こす』（編著・岩波書店）など。

島薗進（しまぞの・すすむ）
上智大学グリーフケア研究所所長、東京大学名誉教授（宗教学・死生学）。著書に『いのちを“つくって”もいいですか』（NHK出版）、『悪夢の医療史』（共編著・勁草書房）など。

川口有美子（かわぐち・ゆみこ）
NPO法人ALS／MNDサポートセンターさくら会副理事長。著書に『逝かない身体』（医学書院、第41回大宅壮一ノンフィクション賞）、『末期を超えて』（青土社）など。

大谷いづみ（おおたに・いづみ）
立命館大学産業社会学部教授（生命倫理学・生命倫理教育）。『はじめて出会う生命倫理』（編著・有斐閣）、『ケアという思想（ケア その思想と実践1）』（共著・岩波書店）など。

児玉真美（こだま・まみ）
フリーライター。一般社団法人日本ケアラー連盟代表理事。著書に『殺す親 殺させられる親』（生活書院）、『私たちはふつうに老いることができない』（大月書店）など。

京都ALS嘱託殺人と人工呼吸器トリアージから

見捨《みす》てられる〈いのち〉を考《かんが》える

2021年10月25日　初版

編　者　安藤泰至、島薗進
著　者　川口有美子、大谷いづみ、児玉真美
発行者　株式会社晶文社
　　　　〒101-0051 東京都千代田区神田神保町1-11
電　話　03-3518-4940（代表）・4942（編集）
U R L　https://www.shobunsha.co.jp
印刷・製本　株式会社太平印刷社

ISBN978-4-7949-7280-4 Printed in Japan